健康饮食新主张



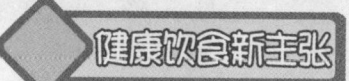

# 花卉药用65例

黄珂　黄蔚　黄洽　编著

天津科学技术出版社

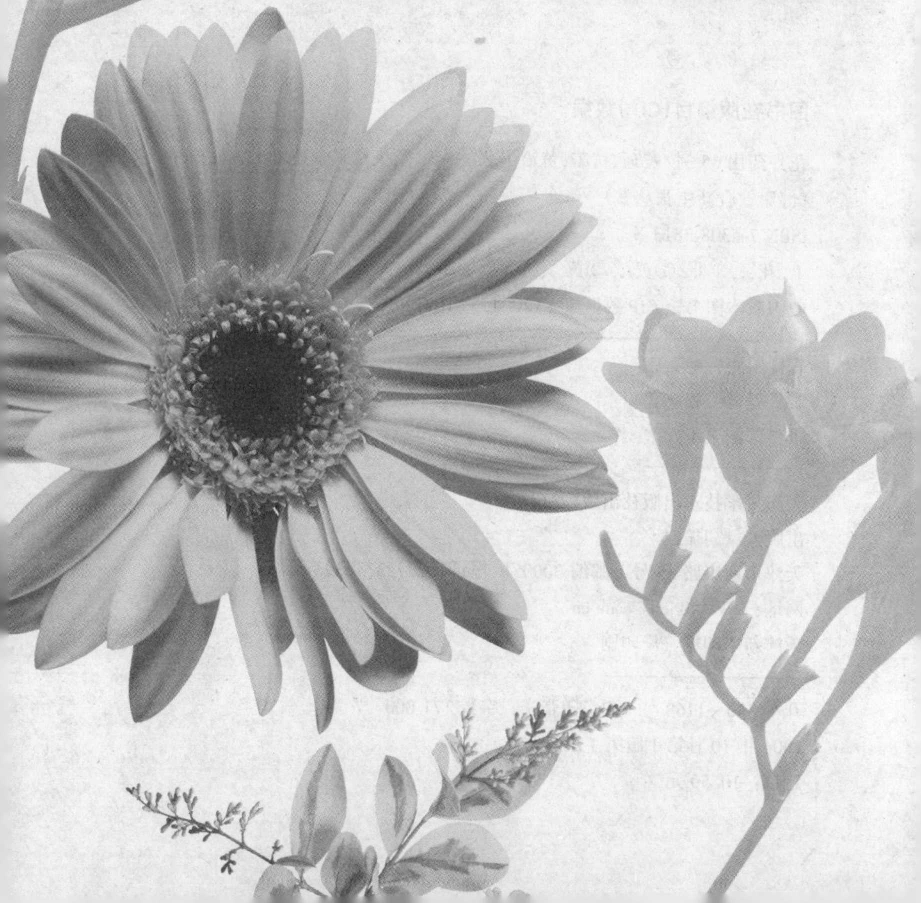

**图书在版编目(CIP)数据**

花卉药用 65 例/黄珂,黄蔚,黄洽编著. —天津:天津科学技术出版社,2005
(健康饮食新主张丛书)
ISBN 7-5308-3813-X

Ⅰ.花… Ⅱ.①黄…②黄…③黄… Ⅲ.花卉—食物疗法 Ⅳ.R247.1
中国版本图书馆 CIP 数据核字(2004)第 102119 号

责任编辑:陈 雁
版式设计:郭晓鹏
责任印制:王 莹

天津科学技术出版社出版、发行
出版人:胡振泰
天津市西康路 35 号  邮编 300051  电话(022)23332393
网址:www.tjkjcbs.com.cn
天津新华印刷三厂印刷

开本 850×1168  1/32  印张 7  字数 171 000
2004 年 10 月第 1 版第 1 次印刷
定价:10.50 元

# 前　言

　　五彩缤纷的花卉不仅将大自然装扮得绮丽多姿，而且已进入千家万户，给人们的生活带来了极大的乐趣和享受。特别是跨入新世纪后，随着人们物质文明和精神文明水平的提高，花卉的用途愈来愈广，其食疗保健功能更令人视野开阔，不少人已将一些花卉作为强身健体的"绿色食品""绿色药品"。

　　自然界中的许多花卉都含有丰富的蛋白质、氨基酸、维生素、微量元素等。追溯历史，我国民间素有食花的传统，如战国时期，著名爱国诗人屈原有"夕餐秋菊之落英"的名句，汉代已有饮菊花酒的习惯，宋代亦有菊"苗可以菜，花可以药，囊可以枕，酿可以饮"的记载。自古以来，人们用鲜花熏茶、酿酒、制蜜饯、做糕点馅、煮粥、做菜等。能食疗的花卉很多，如兰花、菊花、梅花、桃花、桂花、月季、木芙蓉等。

　　此外，不少花卉还是中药材。人们最早种植花卉的主要目的就是治伤疗病，如芍药花就是一例。"花中自有健身药"的说法，在我国民间流传甚广，农村不少人家都爱在房前屋后、院角墙边种植一些花卉，以防小病小伤不时之需及美容之用，如种菊花、金银花是用来治感冒，种芦荟取其汁液润泽肌发。

　　为了便于读者了解利用各种花卉，有助于身心健康，我们从争奇斗艳的繁花世界中精选了常见的、贴近人们生活的花卉65种，编撰了《花卉药用65例》一书。书中有传统名花中的牡丹、芍药、菊花、兰花、梅花、荷花、桂花、月季、山茶花等,都是著名的中药;有阳台和室内常栽的秋海棠、芦荟、仙人掌、佛手、茉莉花、白兰花、金盏菊等,是食疗的好原料;有庭院种植的栀子花、蜡梅、石榴、木芙蓉、棕榈、紫藤等,是防病治病的小药库,也是名副其实的"良药"花卉。

　　本书内容新颖、时尚,形式活泼、多样,文字通俗、简洁,集知识性、科学性、实用性于一体,较为系统而具体地介绍了花卉植物的名称、营养、保健、饮食、美容等内容,以便读者利用花卉植物,来达到食疗健身、药用治病的目的。

　　我们在编著过程中,虽已尽心竭力,但书中尚有不足之处,敬请读者和专家指正。

编著者

# 目 录

## 春季花卉 ……………………………………………（1）

1. 金盏菊 ……………………………………（1）
2. 款冬花 ……………………………………（4）
3. 玉兰 ………………………………………（7）
4. 木棉 ………………………………………（10）
5. 榆钱花 ……………………………………（13）
6. 石竹 ………………………………………（16）
7. 桃花 ………………………………………（19）
8. 杏花 ………………………………………（23）
9. 代代花 ……………………………………（27）
10. 月季 ………………………………………（31）
11. 玫瑰 ………………………………………（34）
12. 蔷薇 ………………………………………（38）
13. 芍药 ………………………………………（42）
14. 牡丹 ………………………………………（46）
15. 紫藤 ………………………………………（50）
16. 锦鸡儿 ……………………………………（53）
17. 棕榈 ………………………………………（56）
18. 丁香 ………………………………………（59）
19. 秋海棠 ……………………………………（62）

## 夏季花卉 ……………………………………………（65）

1. 栀子花 …………………………………………（65）
2. 白兰花 …………………………………………（69）
3. 石榴花 …………………………………………（72）
4. 观赏椒 …………………………………………（75）
5. 佛手 ……………………………………………（78）
6. 天门冬 …………………………………………（81）
7. 鸡冠花 …………………………………………（84）
8. 萱草 ……………………………………………（87）
9. 荷花 ……………………………………………（90）
10. 槐花 …………………………………………（94）
11. 金银花 ………………………………………（97）
12. 鸡蛋花 ………………………………………（101）
13. 八仙花 ………………………………………（103）
14. 桃金娘 ………………………………………（105）
15. 玉竹 …………………………………………（107）
16. 黄精 …………………………………………（110）
17. 木槿 …………………………………………（112）
18. 女贞 …………………………………………（116）
19. 凤仙花 ………………………………………（119）
20. 朝阳花 ………………………………………（123）
21. 凌霄 …………………………………………（126）
22. 麦冬 …………………………………………（129）
23. 桔梗 …………………………………………（133）
24. 合欢 …………………………………………（136）
25. 红花 …………………………………………（140）
26. 百合花 ………………………………………（144）

**秋季花卉** ……………………………………… (148)

  1. 枸杞 ………………………………………… (148)
  2. 扶桑 ………………………………………… (152)
  3. 落葵 ………………………………………… (155)
  4. 茉莉花 ……………………………………… (158)
  5. 夜来香 ……………………………………… (162)
  6. 米仔兰 ……………………………………… (166)
  7. 菊花 ………………………………………… (169)
  8. 木芙蓉 ……………………………………… (174)
  9. 地肤 ………………………………………… (178)
  10. 桂花 ……………………………………… (181)
  11. 美人蕉 …………………………………… (185)
  12. 番红花 …………………………………… (188)
  13. 玉簪 ……………………………………… (191)

**冬季花卉** ……………………………………… (194)

  1. 兰花 ………………………………………… (194)
  2. 蜡梅 ………………………………………… (198)
  3. 梅花 ………………………………………… (201)
  4. 山茶花 ……………………………………… (204)

**仙人掌类及多肉类花卉** ……………………… (207)

  1. 仙人掌 ……………………………………… (207)
  2. 垂盆草 ……………………………………… (210)
  3. 芦荟 ………………………………………… (212)

重新认识花的价值，给你意外惊喜！

# 春季花卉

*Chunji Huahui*

## 1. 金盏菊

花有凉血、止血的功能,主治肠风便血、目赤肿痛。根有行气和血的功能,主治胃痛、疝气、瘕瘕。

【科名】

菊科

【别名】

黄金盏、金盏儿、金仙花、黄花秋、醒酒花等。

金盏菊的花色有金黄、橙黄和乳黄数种,花形如金盏,因属菊科,故得名"金盏菊"和"金盏花"。花期很长,花朵久开不谢,故又名"长生菊""长春菊"和"常春菊"。

【选购与采制】

金盏菊是1~2年生草本花卉,株高30~50厘米,全株有绒花。如欲栽培,3~5月份可在花卉市场购买到开花的盆花,9~12月或翌年1~2月也能买到开花的盆花,但不如春季开花的质量好。花开在茎枝的顶端,亭亭玉立。头状花序,外轮舌状花为雌花,内部筒状花为雄花。花的种类不仅有单瓣花,还有重瓣花,花瓣反卷,以及具有黑紫色的花心等栽培名种,一般要买重瓣名种花。

【营养成分】

花中含有叶黄素、黄体素、玉米黄素、胡萝卜素等成分。

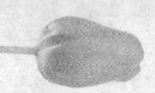

【保健功效】

(1)风热感冒、咳嗽:金盏菊花15~30克,水煎服。

(2)肠风便血:金盏菊鲜花10朵,酌加冰糖,水煎服。

(3)胃寒痛:金盏菊鲜根30~60克,水煎服。

(4)疝气:金盏菊鲜根60~120克,酒与水合煎服。

(5)癥瘕:金盏菊干根30~60克,酒与水合煎服。

【食疗方】

(1)金盏菊花粥

**用料:**金盏菊花15克,粳米50克,冰糖适量。

**方法:**将金盏菊花洗净,放入锅中,加水20倍,煮15分钟,倒出取液;再接水15倍,煮10分钟,倒出取液,然后将两煎液汁合并,用纱布过滤。将洗净的粳米与液汁放入锅中,加水适量,先用大火烧沸,再改用文火慢熬,待粥熟后,加入冰糖,再烧沸即可。每日分2次食用,每次1碗,早晚食之。

**疗效:**凉血止血,预防眼疾、便血。

(2)油炸金盏菊苗

**用料:**金盏菊苗150克,鸡蛋1个,精制油1000克,面粉、干淀粉各50克,鸡精、精盐、花椒盐各适量。

**方法:**将金盏菊苗洗净,控干水,放少许精盐和鸡精腌入味,再滚上一层干淀粉。把鸡蛋打入碗内,加上鸡精、精盐、面粉、淀粉,并加少量水搅成芡糊,把金盏菊苗逐个裹上芡糊。锅内倒入精制油,烧至八成热,将金盏菊苗逐个下入,炸至两面呈金黄色时捞出,放入盘内,撒上花椒盐即成。

**疗效:**具有消炎、抗菌的作用,特别是对葡萄球菌、链球菌感染疗效较好。

(3)金盏菊叶锅塌

**用料:**金盏菊叶50克,瘦猪肉150克,鸡蛋2个,鸡精、精盐、料酒、葱花、姜末、面粉、猪油、麻油、精制油、酱油、鸡油各适量。

**方法**：将金盏菊叶洗净，在开水里烫一下。把猪肉剁成末，加葱花、姜末、鸡精、精盐、酱油、麻油调成馅。将鸡蛋打在碗里，加上面粉拌匀。把金盏菊叶平放在案板上，倒入肉馅摊平，上面再逐个盖上一片金盏菊叶，弄成正方块。锅内放入少许猪油，烧热后把油倒出，再放入精制油加热，把金盏菊叶块裹上一层鸡蛋糊下锅，煎至两面呈金黄色时，加点鸡油及料酒，用小火烤透即可。

**疗效**：具有加速血凝的作用，可减轻消化道癌肿的中毒症状，改善食欲，增加睡眠。

## 2. 款冬花

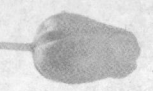

花有润肺下气、化痰止咳的功效,主治急、慢性支气管炎,肺结核,各种咳嗽,气喘,喉痹等。

【科名】
菊科
【别名】
款冬、款冻、菟奚、苦萃、八角乌、虎须、咳嗽草等。其花入药,称为冬花、款花、看灯花、艾冬花、炙款冬、九九花等。
【选购与采制】
款冬花是多年生草本花卉,高10~25厘米,根状茎横生地下,褐色。开花期3个月左右。早春栽种时,可到花卉市场选购款冬花的肥大根状茎,同时须带宿土,并用塑料膜包扎好,以防干枯。
【营养成分】
花蕾含款冬二醇、山金车二醇、蒲公英黄色素、鞣质、蜡、挥发油、金丝桃甙、三萜皂甙、芸香甙等。
【保健功效】
(1) *咳嗽气喘*:款冬花、杏仁、桑白皮各9克,知母、贝母各6克,水煎服。

(2) *久咳不愈*:款冬花、紫菀各60克,百部30克,共研细末,每次9克,用生姜3片,乌梅1枚,煎汤送服。

(3) *痰咳哮喘、遇冷即发*:款冬花、麻黄、杏仁、苏子各3~10克,水煎服。

(4) *肺痈、咳吐臭脓*:款冬花45克,甘草(炙)30克,桔梗60克,薏苡仁30克,水煎服。

(5) **感冒咳嗽**：款冬花 15 克，紫苏叶、杏仁各 10 克，水煎服。

(6) **口舌生疮**：款冬花、黄连各等份，共研细末，加水调成饼子，先以蛇床子煎汤漱口，后以饼敷患处，每日数次。

(7) **肺热风邪咳嗽**：款冬花、知母、桑叶、阿胶、麻黄、贝母、苦杏仁、甘草、半夏、生姜各 3～9 克，水煎服。

(8) **暴咳**：款冬花、杏仁、贝母、五味子各 9 克，水煎服。

【食疗方】

(1) **款冬百合糖水**

**用料**：款冬花 15 克，百合（观赏百合）60 克，冰糖适量。

**方法**：将款冬花洗净。百合逐瓣剥下，撕去表膜，放入清水中浸泡 1～2 小时后去苦味，与款冬花一起放锅内加水煎汤汁。去款冬花留百合与汤汁，饮汤吃百合。

**疗效**：润肺止咳，下气化痰。用于老年慢性支气管炎、咳嗽、哮喘等。

(2) **款冬花绿豆汤**

**用料**：鲜款冬花蕾 9 克（干品 3 克），绿豆 300 克，梨 2 个，藕粉和蜂蜜适量。

**方法**：将款冬花蕾去梗，洗净，用水浸泡。绿豆洗净后亦用水泡。梨去皮、核，切小方丁。锅内放入清水和浸泡款冬花的水，倒入绿豆，用大火烧沸，改文火焖煮至绿豆烂熟，再加入梨丁、款冬花。将藕粉加水调匀，倒入锅里勾薄芡，略煮一下，加蜂蜜（蜂蜜不能煮，要最后放）即成。

**疗效**：宁心安神，润肺止咳，滋补养身。

(3) **款冬花鲤鱼汤**

**用料**：鲜款冬花蕾 8 克，活鲤鱼 1 条（约 500 克），葱 10 克，姜汁、料酒、鸡精、精盐、精制油各适量。

**方法**：将款冬花洗净，用清水浸泡。鲤鱼收拾干净，切成

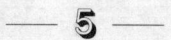

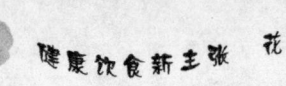

段。葱切段。锅烧热倒入油,油热放入鲤鱼略煎,烹入料酒,加上姜汁、葱段和清水,大火煮沸,加入精盐,改中火煨煮,见汤汁白时捞去葱段,放入浸泡款冬花的水烧沸,再放入款冬花,改文火焖几分钟,见汤汁浓时放鸡精,调好口味即可。

**疗效**:润肺消痰,滋补养身。

(4)款冬花川贝炖鸭梨

**用料**:干款冬花蕾3克,鸭梨2个,川贝母粉15克,冰糖适量。

**方法**:将款冬花洗净。鸭梨去皮,用小刀将梨顶部切下一小部分,作梨盖,然后挖去梨核(可稍挖得大一些)。将川贝母粉装入鸭梨中,加入款冬花和适量冰糖,盖上梨盖(用牙签插紧),放一大碗内蒸约45分钟,即可吃梨喝汤。

**疗效**:润肺,祛痰,止咳。

## 3. 玉兰

玉兰具有芳香辟秽,宽胞解郁,止咳化痰的功效。叶治慢性气管炎;花治咳嗽、中暑头晕胸闷、前列腺炎、白带和狐臭等症。

**【科名】**
木兰科

**【别名】**
阳春三月,先花后叶,花洁似玉,其香如兰,故有白玉兰、玉兰花、玉树、木兰、迎春、望春花的雅称。

**【选购与采制】**
玉兰是落叶乔木,高4~15米。如欲栽培,可在花卉市场选购苗木,要选粗短健壮、挺直的小苗木,同时要带土球,用草绳包扎好运回,及时种植在向阳处。种植宜在晚秋或早春进行,否则其他时间不易成活。也可用播种法繁殖,但采种必须在种子的成熟期。9月下旬当蓇葖转红绽裂时可采种,早采不发芽,晚采易脱落。采下蓇葖后放入冷水中浸泡搓洗,除净外种皮,取出种子就可播种了;也可将种子在室内晾干后沙藏,待明年春季播种。

**【营养成分】**
花含挥发油,其中主要为柠檬醛、桉油精、丁香油酚、胡椒酚甲醚、松油醇、1,8-桉叶素,此外还含有木兰花碱、癸酸、油酸、维生素A、生物碱、芦丁等。

**【保健功效】**
(1) **感冒头痛**:玉兰花、菊花、金银花各10克,开水冲泡,当茶饮服。

(2)鼻炎:玉兰花蕾、栀子花各10克,随手香5克,用水煎服,每日服1剂。

(3)鼻息肉:玉兰花、黄芩、升麻各9克,石膏20克(先煎),山栀子10克,甘草6克,水煎服,每日1~2剂。

(4)痛经不孕:将待开的白玉兰花数朵采下用水煎,每日清晨空腹饮。

(5)高血压、血管痉挛性头痛:白玉兰花3~6克,每日用开水冲泡加白糖饮。如无花可用鲜叶10~20克,水煎加白糖饮。

(6)中暑头晕胸闷:白玉兰花5~7朵,茶叶少许,开水冲泡服。

(7)咳嗽:玉兰花5~7朵水煎,调适量蜂蜜服。

(8)急性鼻炎:玉兰花、木香、知母、黄柏各8克,水煎服,每日1剂。

【食疗方】

(1)玉兰花茶

**用料:**玉兰花5朵,辛夷花3朵,绿茶2克。

**方法:**将玉兰花、辛夷花洗净,与绿茶一同用开水冲泡,代茶饮。

**疗效:**用于宣肺通鼻。

(2)玉兰花粥

**用料:**玉兰花10朵,粳米100克,白糖30克。

**方法:**将玉兰花瓣取下洗净。粳米洗净煮至成粥时,加入玉兰花瓣、白糖,稍煮一下即成。

**疗效:**通脉利窍。

(3)玉兰花黑鱼汤

**用料:**玉兰花3朵,鲜黑鱼1条(约500克),鸡精、精盐、料酒、胡椒粉、葱丝、姜丝、精制油、鸡油、高汤各适量。

**方法**：将玉兰花取瓣洗净，沥干水，切成丝。黑鱼收拾干净，在鱼身两侧划几刀，炒锅置火上，放入水浇沸，下黑鱼烧沸，捞出放清水盆内，轻轻将鱼皮去掉。炒锅放火上，倒油，下入葱丝、姜丝煸炒出香味，将黑鱼煎炸一下，加入高汤、料酒、鸡精、精盐、胡椒粉，烧沸后捞去葱丝、姜丝，撒去浮沫，连汤带鱼倒入大汤碗内，撒上玉兰花丝，淋上鸡油即成。

**疗效**：补心养阴，解毒去热。

(4) *玉兰花爆肉丝*

**用料**：鲜玉兰花4朵，猪里脊肉250克，精制油、鸡精、精盐、料酒、胡椒粉、鸡蛋清、湿淀粉、高汤、葱丝、姜丝各适量。

**方法**：玉兰花取瓣，洗净，切成丝。猪里脊肉切成丝，加少许鸡精、精盐、料酒、鸡蛋清、湿淀粉拌匀。将高汤、鸡精、精盐、料酒、胡椒粉、湿淀粉放入碗内调成芡汁。炒锅置火上，倒入油烧至四成热，下入肉丝滑透，捞出沥油。锅内留底油，放入葱丝、姜丝煸炒，再放入肉丝，倒入芡汁，翻炒均匀，淋上热油，盛入盘内，撒上玉兰花丝即成。

**疗效**：滋阴润燥，散寒宣肺。

【**注意事项**】
阴虚火旺者忌食。

【**美容方**】

*玉兰花末液*

**用料**：玉兰花30克，甘油适量。

**方法**：将玉兰花烘干，研成细末，倒入甘油瓶中，调匀，搽面部。

**功效**：润肤洁面。

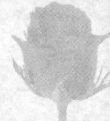

重新认识花的价值，给你意外惊喜！

## 4. 木 棉

花,清热、利湿、解毒、止血,治疗泄泻、痢疾、血崩、疮毒。皮,清热、利湿、活血、消肿,治疗慢性胃炎、胃溃疡、痢疾、腰脚不遂、腿膝疼痛、疮肿、跌打损伤。根,清热利湿、收敛止血,治疗慢性胃炎、胃溃疡、赤痢、瘰疬、产后浮肿。

**【科名】**
木棉科

**【别名】**
木棉花、木棉树、红棉、英雄树、烽花树、攀枝花、琼枝、斑枝花、古贝,广东又称海桐皮等。

**【选购与采制】**
木棉是落叶乔木,树干端直。如欲栽培,可到花卉市场购买苗木,选苗木粗壮结实、树干端直的。运输时要扎捆好,不要折断顶芽、磨损树皮,根要带土块。

**【营养成分】**
花萼含水分、蛋白质、碳水化合物、灰分。根含蛋白质、脂类、鞣质、糖、淀粉、胶质等。

**【保健功效】**
(1) *崩漏*:木棉花 50 克,蜂蜜 250 克。将木棉花研为细末,和蜂蜜调匀,每次 50 克,加温开水炖沸,候温服用,每日 3 次。

(2) *咳血、呕血*:木棉花 14 朵,咳血加冰糖,呕血加瘦猪肉,同炖服。

(3) *细菌性痢疾、急性胃肠炎、腹泻、便血*:木棉花 15～30 克,水煎,分 3 次服。

(4)**慢性胃炎、胃溃疡、胃痛**：木棉皮 15~30 克,水煎服。

(5)**跌打扭伤肿痛**：木棉鲜根皮适量,浸酒外搽,或捣烂外敷患处。

(6)**产后水肿**：木棉皮 15~30 克,水煎服。

(7)**急性支气管炎**：木棉根 30 克,水煎服。

(8)**风湿性关节炎、腰腿痛**：木棉根 30~60 克,水煎服或浸酒服。

(9)**气管炎**：木棉根 30 克水煎,取液加蜂蜜服用。

【**食疗方**】

(1)**木棉花粥**

**用料**：木棉花 10 克,粳米 50 克。

**方法**：将木棉花洗净,放入锅中加清水煮沸 10 分钟,取液,放入粳米煮成粥食用。

**疗效**：用于痢疾。

(2)**木棉花煮鸡蛋**

**用料**：木棉花 30 克,鸡蛋 3 个。

**方法**：鸡蛋煮熟去壳,与洗净的木棉花同放锅中,共煮 30 分钟,冷却后食用。每日 3 次,每次 1 个鸡蛋。

**疗效**：用于崩漏。

(3)**木棉花蘑菇鲫鱼汤**

**用料**：鲜木棉花 2 朵,鲜蘑菇 6 只,活鲫鱼 2 条(约 700 克),奶汤 700 克,姜汁、葱段、料酒、鸡精、精盐、胡椒粉、麻油、精制油各适量。

**方法**：将鲜木棉花瓣洗净,切成小块。鲜蘑菇洗净,切成片。活鲫鱼收拾好,洗净,沥水,然后放大碗内,用姜汁、葱段、料酒腌上。锅置火上,倒入油,烧至六成热时放入鲫鱼,煎好后取出放碗中。锅内留少许油,倒入蘑菇片,轻轻地煸炒几下,加入奶汤、料酒、精盐、姜汁、胡椒粉适量,汤沸下入鲫鱼,

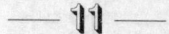

大火烧开,改中火熬煮,将鲫鱼煮透入味,待汤汁浓稠时,放入木棉花瓣块,加入鸡精,调好口味,淋上麻油,即成。

**疗效**:清热解毒。用于痢疾、肠胃炎、腹泻、便血等。

(4)木棉花菜根茎豆芽饮

**用料**:鲜木棉花10克,白菜根茎头1个,绿豆芽30克,白糖适量。

**方法**:将鲜木棉花去梗、萼和杂质,洗净,切成丝。白菜根茎头洗净,切成片。绿豆芽去杂质,洗净。把白菜根茎片、绿豆芽放入锅中,加两大碗水,烧开,改中火煮15分钟左右,见汤汁只剩下1碗时,去渣留汁。将木棉花丝、白糖放入锅中搅拌,待糖溶化即成,可代茶饮。

**疗效**:清热,解毒,消暑。用于咳血、呕血、血崩等。

## 5. 榆钱花

榆钱有安神健脾、清湿热、杀虫清疳的功效。花可治小便不利、热伤、小儿癫痫。

【科名】
榆科

【别名】
榆树、白榆、家榆、春榆、钻天榆等。

因其结翅果,近圆形,色青,熟时黄白色,果皮有膜质,伸展如翅,可飞散,累累成串,像古时用的一串铜钱,故得名榆钱、钱榆。又因其果飘零,故名零榆。

【选购与采制】
榆钱是落叶乔木。选购时,应选树干直立、枝条开张、根系发达的苗木。还可用种子繁殖。因种子寿命很短,成熟后1个月左右就会失去发芽能力,故应随采随播种,无需处理,1～2个星期即可发芽,当年秋季苗高可达1.5米。

【营养成分】
榆钱花含鞣酐、谷留醇、植物留醇、豆留醇、己烯醛、鞣质、黏液质及脂肪等。

【保健功效】
(1)**小便不利**:花9克,葫芦15克,水煎服。

(2)**小儿惊痫、热伤**:花4～9克,水煎服。

(3)**白带**:榆钱(果)9克,水煎服,或配牛肉作羹食。

(4)**失眠、神经衰弱、食欲不振**:榆钱(果)15克,水煎趁温服下。

(5)**体虚浮肿**:叶15克,水煎服,或作羹食。

(6)皮肤感染、褥疮:树皮60克,小蓟、地丁、蒲公英、马齿苋各15克,共研细粉,水调,敷患处。

(7)尿路结石、小便不利:树皮研粉,每次服6克,1日3次。

(8)蛇伤:根皮适量,捣烂外敷患处。

【食疗方】

(1)炒榆钱

**用料**:榆钱(果)适量。

**方法**:将榆钱果(黄白色)洗净、晒干,放入炒锅里用文火炒熟服食。

**疗效**:安神健脾。

(2)榆钱炒鸡蛋

**用料**:榆钱果10克,鸡蛋3个,精制油、鸡精、精盐、料酒、葱末、姜末各适量。

**方法**:将榆钱果洗净,控干水。鸡蛋加料酒、鸡精、精盐打匀。炒锅置火上,倒入油,油热后放入葱末、姜末炒出香味,再倒入鸡蛋液、榆钱果,炒熟装盘。

**疗效**:安神壮体,清火,祛湿热。

(3)榆钱花豆腐蘑菇

**用料**:鲜榆钱花30朵,豆腐1大块(500克),鲜蘑菇5个,鸡蛋1个,葱段、姜汁、鸡精、精盐、淀粉、料酒、白糖、胡椒粉、精制油、麻油、高汤各适量。

**方法**:将鲜榆钱花择洗干净。鲜蘑菇洗净切片。豆腐用开水焯一下,再用凉水过清,切成片,加少许姜汁、鸡精、精盐腌渍。鸡蛋加料酒打散。炒锅置火上,倒入油烧至六七成热时,将豆腐片上撒一层淀粉,在鸡蛋液中蘸一下,逐片下入锅中,炸至两面金黄时捞出沥油,整齐地摆放盘内。锅内留底油50克,放入葱段、蘑菇片、料酒煸炒,再放入高汤,用精盐、白糖、鸡精调好口味,撒上榆钱花,用旺火烧开后,改文火煨至汤浓,将麻油、胡椒粉撒在炸好的豆腐片上即可食用。

**疗效**:健脾养胃,安神益气,清湿热,消水肿等。

(4)榆钱花炒肉丝

**用料**:榆钱花1小盘,瘦猪肉250克,水发黑木耳50克,葱末、蒜末、姜汁、料酒、鸡精、精盐、酱油、白糖、高汤、精制油、湿淀粉各适量。

**方法**:将榆钱花去杂质,洗净。瘦猪肉切丝。黑木耳洗净撕成片。肉丝放盘内,加料酒、姜汁、精盐、湿淀粉拌匀。另取一小碗放入高汤、酱油、白糖、鸡精、葱末对成汁。炒锅置火上,倒入油,油热下肉丝迅速煸炒熟,捞出沥油。锅内留底油50克,加入葱末、蒜末炒出香味,放入黑木耳煸炒片刻,再下入肉丝、榆钱花和对好的汁液,翻炒均匀,调好口味,出锅装盘。

**疗效**:补脾胃,益气血,清湿热,强筋骨,消渴,安神等。

【美容方】

*榆钱叶汤*

**用料**:榆钱叶适量。

**方法**:将榆钱叶加水煎汤,洗患处。

**功效**:用于治疗酒渣鼻。

## 6. 石竹

有清热利水、破血通经的功效。主治小便不通、淋病、水肿、闭经、痈肿、目赤障翳、浸淫疮毒等症。

【科名】

石竹科

【别名】

绣竹、石菊、散头石竹、洛阳石竹、洛阳花等。

石竹因原产于中国,叶子似竹,故称为石竹、中国石竹、中华石竹。

【选购与采制】

石竹是宿根性不强的多年生草花,常作 1~2 年生花卉栽培。若想栽培,可到花卉市场选购幼苗或开花的盆花。购买时应选幼苗粗壮、茎簇生、蓬头大的。盆花选生长茂盛、花枝多、花色艳的。还可用种子繁殖,也可在早春或秋季进行分株繁殖。

【营养成分】

全株含粗蛋白质、糖类、无氮浸出物、维生素 A、皂甙及少量生物碱等。花含丁香油酚、苯乙醇、苯甲酸苄酯、水杨酸苄酯等。

【保健功效】

(1)食道癌、直肠癌:鲜石竹 30~60 克(干品减半),水煎服。

(2)尿路感染、小便不利:石竹 10~15 克,水煎服。

(3)闭经:石竹 20 克,红花 15 克,丹参、赤芍、益母草各 25 克,水煎服,每日 1 剂。

(4)**痈肿初起**：鲜石竹、鲜蒲公英各15克，捣烂外敷患处。

(5)**目赤肿痛**：石竹适量,炒黄研为细末,以鹅涎调涂目眦部。

(6)**关节不利**：石竹根9克,水煎,冲黄酒适量服。

(7)**皮肤瘙痒、湿疹、疮毒**：石竹适量,煎水洗患处,或研末敷患处。

(8)**带状疱疹**：石竹花或叶适量,捣烂加蜜调,敷患处。

【食疗方】

(1)**石竹根茶**

**用料**：鲜石竹根30~60克（干品减半）。

**方法**：将鲜石竹根用米泔水洗净,水煎,代茶饮,每日1剂。

**疗效**：清热利湿。用于肠癌患者。

(2)**石竹生姜栀子饮**

**用料**：石竹1把,生姜1块,栀子花10朵。

**方法**：将石竹洗净,切成细末；生姜、栀子花洗净,捣碎,同放锅中加水煎煮,煮至水剩一半时,去渣取汁,频饮。

**疗效**：清热凉血,化瘀行滞。用于鼻衄、尿血等。夏季可作保健饮料饮用。

(3)**石竹花粥**

**用料**：石竹花20朵,莲子30粒,红枣10粒,粳米200克,碎冰糖100克。

**方法**：将石竹花洗净,切碎。莲子洗净,用温水浸泡。红枣洗净,用凉水浸泡。粳米洗净放锅中加水,用旺火烧沸,放入莲子、红枣再烧沸后,改文火煮熬至莲烂粥稠,下入冰糖（糖尿病患者可用元贞糖）,溶化后,放入石竹花,再焖几分钟即可。

**疗效**：利水通淋。用于养心、利脾、小便不通、淋病等。

(4) 石竹花糖醋带鱼

**用料**：石竹花 30 朵，带鱼 500 克，葱段、姜汁、料酒、陈醋、胡椒粉、白糖、鸡精、精盐、酱油、精制油、鸡汤各适量。

**方法**：将石竹花取瓣洗净。带鱼收拾干净（带鱼身上的一层白色油脂不要刮去，食之能使头发变乌变亮），切成段，沥干水，放碗内用料酒、姜汁、酱油、鸡精腌渍 30 分钟。锅置火上，加油烧热后将带鱼煎至两面深黄、熟而不焦时捞起。锅内留底油，烧热后放入葱段和石竹花瓣煸炒，放少许鸡汤，再加入适量精盐、白糖、陈醋、胡椒粉拌匀，浇在带鱼上，即可食用。

**疗效**：清热利水，活血通经，滋润肌肤。用于浸淫疮毒、皮屑脱落等。

(5) 石竹花蒸青鱼

**用料**：石竹花 15 克，鲜青鱼 1 条，大米粉 40 克，猪油、麻油、酱油、香醋、鸡精、精盐、鸡汤、胡椒粉、湿淀粉、葱花、姜末、料酒各适量。

**方法**：将石竹花洗净，切碎，装入纱布袋内，扎紧袋口，放入锅内加水烧沸，煮成汁液，然后捞出纱布袋。青鱼收拾干净，劈成两半，切成块，加酱油、少量石竹花汁液、精盐、胡椒粉、鸡精、姜末、料酒拌匀，腌渍片刻后，将鱼的两面蘸上大米粉，逐块放入笼屉，蒸 10 分钟。碗内抹匀猪油，把蒸好的青鱼块放入碗内，连碗入笼继续蒸 10 分钟，取出，翻扣入盘。锅内放入猪油烧热，加入鸡汤、石竹花汁液、料酒、香醋、酱油、葱花、鸡精、湿淀粉，烧成卤芡汁，浇在青鱼块上，再淋上麻油，撒上葱花、姜末即成。

**疗效**：补气化湿，清热利水。用于小便不利、水肿、闭经、痈肿和脚气等。

**【注意事项】**
孕妇忌用石竹。

## 7. 桃花

花有消食顺气、祛风镇静、养心活血、润肠通便、美容润肤等功效。

【科名】

蔷薇科

【别名】

桃、花桃、碧桃、寸桃、紫叶桃等。

桃花为白桃、红桃、山桃、毛桃、冬桃、雪桃、仙桃、蟠桃、血桃、鸳鸯桃、甜桃、御桃、金桃、银桃、秋桃等桃树的花。

【选购与采制】

桃花是落叶小乔木,高4~8米。若想栽培,可到花卉市场购买苗木,选茎枝粗壮、花芽大而饱满的。也可买盆花、鲜切花。还可用嫁接或用种子繁殖幼苗。

【营养成分】

桃花含山柰酚、香豆精、柚皮素等。

【保健功效】

(1)久痢不愈:桃花10~20朵,水煎服或开水冲泡,代茶饮。

(2)晚期血吸虫腹水症:桃花3~6克,每日煎服饮用。

(3)心腹痛:干桃花6克,水煎服,小儿减半。

(4)秃疮:干桃花、干桑葚各等份,研为末,以猪油调和,先用灰汁洗去疮痂,然后再涂抹患处。

(5)水肿:桃花30克,水煎服。

(6)闭经:桃花、桃仁各10克,当归15克,红花6克,水煎服。

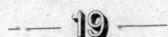

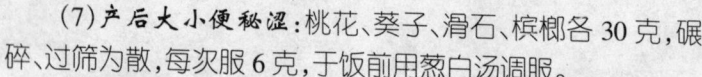

(7)产后大小便秘涩:桃花、葵子、滑石、槟榔各30克,碾碎、过筛为散,每次服6克,于饭前用葱白汤调服。

(8)疟疾:干桃花10克,研为细末,用酒调服。

【食疗方】

(1)桃花粥

**用料**:桃花5朵,粳米100克,蜂蜜适量。

**方法**:将桃花择洗干净,晒干为末。粳米洗净,煮至粥将成时,放入桃花末、蜂蜜,调匀,稍煮一下即成。

**疗效**:活血美容,通便利水。

(2)桃花酒

**用料**:桃花50克,马兰花70克,芝麻花80克,黄菊花100克,桃仁49枚,米酒5000克。

**方法**:将上述用料研碎,置于瓷坛中,加米酒浸泡10日后服用。每日2次,每次1杯。

**疗效**:用于风痹湿气、补虚益气。久服延年益寿。

(3)桃花馄饨

**用料**:新鲜桃花30克(干品10克),猪肉糜50克,面粉100克,鸡精、精盐、黄酒、白糖、葱花、姜末、胡椒粉各适量。

**方法**:将桃花洗净切碎,加入猪肉糜、鸡精、精盐、黄酒、白糖、葱花、姜末、胡椒粉搅匀作馅。面粉加水拌匀揉好,制成薄面皮,加馅包成馄饨,下沸水锅中煮熟,调味即成。

**疗效**:用于大便燥结、胀痛不通,食积便秘,水肿,小便不利等。

(4)桃花鳝鱼丝

**用料**:鲜桃花15朵,活黄鳝500克,嫩笋1根,葱头50克,大蒜头15克,鸡蛋清2个,精盐、鸡精、料酒、姜汁、淀粉、白糖、香醋、精制油、高汤各适量。

**方法**:将鲜桃花取瓣洗净,沥干水。黄鳝去内脏、骨,洗净,切成丝,用清水浸泡10分钟。葱头切丝。蒜切末。嫩笋切丝。将黄鳝丝捞出,沥干水,用精盐、料酒、姜汁、鸡精、淀粉、鸡蛋清腌渍上浆,待用。炒锅置火上,倒入油,烧至五成热时,放入黄鳝丝滑散,炸熟,捞出,控油。锅内留少许底油,放入葱丝、蒜末、笋丝、精盐,煸炒出香味,放少许高汤,倒入桃花瓣、黄鳝丝,放白糖,淋香醋拌匀,即可装盘。

**疗效**:补气养血,舒肠开胃,驻颜美容。

(5)**桃花熘火腿**

**用料**:鲜桃花8朵,熟火腿15克,虾米15克,鸡蛋5个,高汤、鸡精、精盐、料酒、葱花、姜汁、胡椒粉、湿淀粉、精制油、麻油各适量。

**方法**:将鲜桃花取瓣,洗净,切成丝。熟火腿切成丝。虾米洗净,切碎,放料酒。鸡蛋液加入适量高汤、鸡精、料酒、精盐、姜汁、胡椒粉、湿淀粉拌匀。炒锅置火上,加油烧至六成热时,下入葱末、虾米煸出香味,倒入调好的鸡蛋炒熟,撒上鲜桃花丝、火腿丝,翻炒几下,淋上麻油,装盘,即可食用。

**疗效**:健脾开胃,生精益血,增食欲,艳颜容。

【**注意事项**】

久食桃花,会耗伤人体气血,故不宜多吃。孕妇忌食。

【**美容方**】

(1)**桃花美容酒**

**用料**:鲜桃花10朵,50度白酒适量。

**方法**:将鲜桃花放在白酒中浸泡3日,每日饮1次,每次10克。

**功效**:用于面容憔悴,或面白而不红润光泽者,饮后面容红润、细腻,靓如桃花。

(2)**桃花散**

**用料**:干桃花、冬瓜仁各50克,蜂蜜适量。

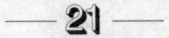

**方法**：将干桃花、冬瓜仁共研成细末,用蜂蜜拌匀,每晚临睡前涂面,次日晨洗去。

**功效**：祛除雀斑。

(3) 桃花丹砂方

**用料**：干桃花、丹砂各 90 克。

**方法**：将干桃花、丹砂共研成细末,开水送服,连服 10 日。

**功效**：用于治疗粉刺,使面部白净。

(4) 面白散

**用料**：干桃花、干橘皮、白瓜子各 10 克。

**方法**：将上述用料捣碎取末,饭后用酒送服 1 克。

**功效**：身面均白,美容润肤。

(5) 桃花白芷酒

**用料**：桃花 250 克,白芷 30 克,白酒 1000 克。

**方法**：采集含苞欲放的桃花,放入瓶内,加白芷,用酒浸泡 30 天后饮用。

**功效**：用于治疗黄褐斑。

## 8. 杏花

花有补血、美容的功效。
杏仁有止咳平喘、润肠通便的功效。

【科名】
蔷薇科

【别名】
杏、杏树、杏子、杏果、金杏、肉杏、甜梅、杏梅等。

杏树和梅树树形差不多,所以,自古梅杏并称,杏果亦如梅果大小,味甜,故又称为甜梅和杏梅。

【选购与采制】
杏花是落叶乔木,高3~10米,树冠圆形。如欲栽培,可到花卉市场购买苗木,最好选嫁接苗,选购时应仔细检查接口处是否嫁接好,砧木和接穗是否生长正常。买回后要立即栽种,否则成活率会大大降低。也可用嫁接或播种法繁殖。

【营养成分】
杏仁是高热量、高蛋白食品。每百克杏仁中含脂肪49.6克、蛋白质24.9克、糖8.5克、钙104毫克、磷352毫克、铁5.1毫克、胡萝卜素0.1毫克。

【保健功效】
(1) 妇女不孕:杏花、桃花各等份,阴干研为末,用温开水调服1~2克,每日3次。

(2) 外感咳嗽气喘:杏仁、紫苏子各9克,麻黄、贝母、甘草各6克,水煎服。

(3) 肺虚久喘:杏仁、胡桃肉各30克,研末过筛,调蜜为丸20个,每晚睡前服1丸,用生姜汤送下。

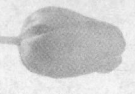

(4)气喘、浮肿:杏仁10克,去皮尖,熬研,同米煮粥饮服。

(5)暴下水泻、积痢:用杏仁、巴豆各20粒,同研细末,蒸枣肉为丸,以朱砂为衣,每餐饭前服1丸。

(6)老年慢性气管炎:炒杏仁、炒芝麻等量捣烂吞服。

(7)跌打损伤:杏仁6克,大黄3克,水煎服。

(8)烧烫伤:杏仁炭、地榆炭各30克,研为细粉,用麻油调敷患处。

【食疗方】

(1)杏花青虾

用料:鲜杏花10朵,鲜青虾150克,鸡汤500克,料酒、精盐各适量。

方法:将杏花取瓣洗净,鲜青虾洗净,共放锅中,加入鸡汤、料酒、精盐共煮,食虾喝汤。

疗效:用于产妇下乳。

(2)杏花豆腐

用料:鲜杏花10朵,嫩豆腐150克,牛肉清汤250克,麻油、精盐各适量。

方法:将嫩豆腐切片,放入锅中,加牛肉汤、精盐烧沸,撒入洗净的杏花瓣,淋上麻油,即可食用。

疗效:用于养血补血。

(3)杏仁粥

用料:杏仁30克,粳米500克。

方法:将杏仁去皮、尖,洗净。粳米洗净,与杏仁一起下锅煮粥,空腹食用。

疗效:用于喘促浮肿、小便淋沥。

(4)杏仁饼

用料:杏仁、精制油各100克,绿豆粉、白糖各500克。

方法:将上述四种用料合制成饼,日食3次,每次1个饼。

**疗效**：用于感冒咳嗽、咳嗽气喘。

(5) 杏花蟹肉炒蘑菇

**用料**：鲜杏花15朵，熟蟹肉60克，鲜蘑菇300克，鲜豌豆150克，高汤、胡椒粉、葱末、姜末、鸡精、精盐、精制油、麻油、料酒各适量。

**方法**：将杏花洗净，取瓣撕成片。鲜蘑菇洗净，切片。鲜豌豆洗净。炒锅置火上，倒入油，油热下葱末、姜末煸出香味，放入豌豆、蘑菇煸炒熟，下入蟹肉、料酒，炒拌均匀，再放入高汤烧开，撒上杏花片、精盐、鸡精、胡椒粉，淋上麻油，即可出锅。

**疗效**：补肾壮阳，生乳通乳。

(6) 杏花烩三鲜

**用料**：鲜杏花10朵，鲜虾仁100克，鲜竹笋200克，鸡蛋清1个，高汤、白胡椒粉、葱末、姜末、料酒、鸡精、精盐、精制油、麻油各适量。

**方法**：将杏花取瓣，洗净。虾仁洗净，沥干水，加少许精盐、料酒、鸡精、鸡蛋清、湿淀粉，拌匀上浆。竹笋切成片。炒锅置火上，倒入油，烧至四成热时，放入虾仁，用筷子轻轻拨散滑透，捞出沥油。锅内留底油，烧热放入葱末、姜末炒出香味，倒入笋片炒熟，放入高汤，加少许精盐、鸡精、白胡椒粉，再下入虾仁，烧沸，撒入鲜杏花瓣，淋上麻油，盛入大汤碗内即成。

**疗效**：用于阳痿、乳汁不下、痈疽等。

【美容方】

(1) 粉刺

**用料**：杏花、桃花各适量。

**方法**：将两花用矿泉水浸泡7日，以此液洗面。

**功效**：用于祛除面部粉刺、黑斑。

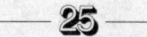

(2) 黄褐斑

**用料**：鲜杏花、鲜桃花、鲜梨花、鲜柿叶各 90 克，补骨脂 30 克，麻油适量。

**方法**：将花与柿叶晒干后，与补骨脂共研成细末，装入瓶内备用。每晚睡前取细末适量与麻油调成糊，搽患处，次日洗去。20 天为 1 疗程，连用 2 个疗程。

**功效**：用于治疗黄褐斑。

## 9. 代代花

花有理气化痰、疏肝和胃、健脾开胃、消痰散积等功效。果实有破气消积、化痰除痞、利膈宽胸的功效。

【科名】

芸香科

【别名】

回青橙、回春橙、酸橙、臭橙、代代、代代橘、三代圆,也写作玳玳、三代代。

金秋十月,代代花果实鲜红可爱,能在树上挂 3~4 年而不脱落,也不腐败。珍奇有趣的是,在同一棵代代花的树上,隔年花果共存,几代果子同挂,犹如"三世同堂",因此,取名代代。果实称为"三代圆""代代橘",意为"代代相传""几代同堂"。果实更引人瞩目,新生时碧绿绿,成熟时黄澄澄,以后历经寒冬而不改其色,待到翌年春暖花开之际,又由黄澄慢慢地转回碧绿了,而且果实还稍稍地增大起来,宛若"返老还童",又一次获得青春,所以又有"回青橙"和"回春橙"之美名。

药用称未成熟的果实叫枳实,成熟的果实叫枳壳。

【选购与采制】

代代花是四季常青的灌木,地种高 2~5 米,盆栽高 1~1.5 米。若想栽培,可到花卉市场购买苗木或盆花,购买时应选株型饱满、绿叶青青、果实丰润、无病虫害的。也可用扦插法和嫁接法繁殖苗木,培育开花结实。

【营养成分】

花蕾中含挥发油,挥发油中主要含柠檬烯、芳樟醇、香茅醇、濒草酸、新橙皮甙和柚皮甙。果皮中含挥发油,主要成分为右旋柠檬烯、癸醛、壬醛、十二烷醛、乙酸芳樟酯、乙酸橙花脂、乙酸牻牛儿脂等。

【保健功效】

(1) **肝胃气痛(包括神经性胃痛)**：代代花、橘皮各6克,甘草3克,开水冲泡,每日分3次服。

(2) **胸中痞闷、脘腹胀痛、呕吐**：代代花1.5~2.5克,水煎服,或开水冲泡当茶饮。

(3) **高血压**：代代花15克,开水冲泡当茶饮。

(4) **胃脘痛**：代代花3克,制香附、川楝子、白芍各9克,水煎服。

(5) **消化不良**：鲜代代花果皮15~18克,水煎服。

(6) **慢性胃病、胃下垂**：枳壳15克,野山楂9克,水煎去渣,每日分2次服。

(7) **产后子宫下垂或脱肛**：枳壳12~18克,黄芪、甘草各6克,水煎,每日分2次服。

(8) **胃及十二指肠溃疡病**：枳壳、乌药、红木香(南五味子)各9克,甘草3克,楤木9~15克,水煎服,每日1剂。

【食疗方】

(1) **代代花茶**

**用料**：代代花8朵,绿茶3克。

**方法**：将代代花洗净,与绿茶一同用开水冲泡,代茶饮。

**疗效**：理气化痰,健脾开胃。

(2) **代代花粥**

**用料**：代代花10朵,糯米100克,白糖20克。

**方法**：将代代花洗净。粳米洗净,煮粥,粥熟时加入代代花、白糖,再稍煮一下即成。

**疗效**：理气解郁,消痰清肺。

(3) **代代花莲子汤**

**用料**：代代花蕾20克,莲子100克,红枣50克,白糖适量。

**方法**：将代代花蕾洗净,切成米粒状。莲子用温水浸泡备用。红枣洗净,先放入锅中加适量清水烧开后,放入莲子煨熟,加白糖烧开,再撒入代代花蕾,即可食用。

**疗效**：健脾消食,润肺生津。

### (4) 代代花猴头菇

**用料**：代代花20克,猴头菇200克,精制油、鸡精、精盐、白糖各适量。

**方法**：代代花洗净,切成小片。猴头菇洗净,切成小颗粒,放在沙锅中先烧开,再加鸡精、精盐、精制油、白糖,撒入代代花,烧沸即成。

**疗效**：用于理气消积、和胃利膈、消化不良。

### (5) 代代花鳙鱼头汤

**用料**：代代花10朵,鳙鱼头750克,洋葱丁、番茄块各200克,胡萝卜片100克,麻油10克,胡椒粒5粒,高汤、精盐、胡椒粉、大蒜茸、精制油各适量。

**方法**：代代花洗净。鳙鱼头去鳃,洗净,切块。炒锅置火上,倒入油烧热,先放胡椒粒煸炒,然后放鳙鱼头块略煎一下,放洋葱丁、胡萝卜片、番茄块炒匀,放入高汤,用旺火烧开后转用文火再烧30分钟,放入精盐、胡椒粉、大蒜茸,调好口味,撒上代代花瓣,稍煮一下,淋上麻油即成。

**疗效**：疏肝行气,健脑益智。

### (6) 代代花蒸猪肉

**用料**：鲜代代花15朵,猪肉500克,鸡蛋1个,料酒、奶粉、山楂糕、白糖各50克,生菜叶75克,胡椒粉2克,鸡精、精盐各适量。

**方法**：将代代花取瓣,洗净。猪肉剁成肉茸,加鸡蛋、精盐、胡椒粉、鸡精拌匀,再放入奶粉继续搅拌,使其成稠糊肉泥状。将料酒和白糖熬成咖啡色,山楂糕切成小方丁。然后把代代花瓣放入猪肉泥中拌匀,把猪肉茸挤成樱桃般大小的丸子,放入盆里,再倒入熬好的糖稀,置蒸锅内蒸熟。食用时,将猪肉丸倒入大盘的一边,并撒上山楂糕方丁,盘的另一边配洗净的生菜叶即成。

**疗效**:疏肝调气,强精壮神。

【**注意事项**】

脾胃虚寒者,用量不宜过大。

【**美容方**】

(1)保健茶

**用料**:代代花、玫瑰花、茉莉花、荷叶、绿茶各适量。

**方法**:将上述各料用开水冲泡,闷5分钟,当茶饮。

**功效**:用于治疗肥胖症。

(2)枳壳酒

**用料**:枳壳、白酒各适量。

**方法**:将枳壳浸入白酒中10天,然后用酒含漱。

**功效**:用于牙齿疼痛。

## 10. 月季

用于活血、祛瘀、调经、散毒、消肿、止痛等。

【科名】
蔷薇科

【别名】
月月红、月贵花、胜春、瘦客、四季花、四季蔷薇等。

月季因生长在温暖地区或在温室中栽培,月月季季都能开花,所以得名月季,也叫月记。

【选购与采制】
月季是常绿、半常绿灌木或藤本。可到花店、超市选购剪枝后的新鲜、含苞欲放的月季花蕾,适于食用、药用、美容。也可到花卉市场选购花姿丰满的盆栽月季,或买带土球的月季幼苗栽培。栽培时一定要放到阳光充足的地方,因为月季喜阳不耐阴,否则长不好,甚至不开花。或在 4~6 月、9~10 月,选取当年生长健壮、充实、半木质化的枝条,剪取 10~14 厘米、有 2~3 个芽的枝段作插穗,除去下部叶片,保留上面 1~2 片小叶,将枝条的 1/3~1/2 插入富含腐殖质的疏松、排水良好的花盆中或木箱中,插后浇透水,用塑料袋罩好保湿,放阴处半个月,然后逐步见阳光,一般 1 个月左右可生根。

【营养成分】
月季花除了含有一些基本的营养成分外,还主要含有挥发油、1-香茅醇、葡萄糖甙、槲皮甙、鞣质、没食子酸、色素和维生素 C 等。月季果实中维生素 C 的含量比柑橘、辣椒的含量高数十倍。

【保健功效】

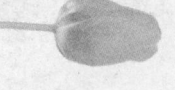

(1) 月经不调、痛经:月季花、益母草各9克,水煎服,每日2剂。

(2) 肺虚咳嗽咯血:月季花、冰糖各适量,加水炖服。

(3) 瘰疬未溃:月季花9克,夏枯草12克,生牡蛎30克(先煎),水煎服。

(4) 赤白带下:月季花或根15克,水煎服。

(5) 跌打损伤:鲜月季花20克,红茶2克,冰糖30克,开水冲泡频饮;或用鲜叶适量,捣烂外敷患处。

(6) 皮肤瘙痒:月季花10克,绿茶10克,水煎服;或以汤熏洗。

**【食疗方】**

(1) 月季花饮

**用料:** 月季花15克。

**方法:** 将月季花用开水泡10分钟后服用。

**疗效:** 用于治疗高血压。

(2) 月季花黄酒

**用料:** 月季花瓣30克,黄酒适量。

**方法:** 月季花与黄酒炖服。

**疗效:** 用于产后子宫下垂。

(3) 月季花炖猪肉

**用料:** 月季花15克,猪肉适量。

**方法:** 月季花与猪肉共炖后食用。

**疗效:** 用于月经过多。

(4) 月季花肉丝蚕豆瓣

**用料:** 月季花2朵,鲜嫩蚕豆500克,熟肉丝50克,精盐、料酒、鸡精、白胡椒粉、白糖、湿淀粉、精制油、葱、姜、香油、鸡汤各适量。

**方法:** 将月季花取瓣,洗净,放入碗内。蚕豆去皮,洗净,沥干水。葱、姜少许切成末。将炒锅烧热放入油,烧至七成热时,放入蚕豆瓣,炸熟后捞出沥油。锅内留底油,烧热后放入葱末、姜末炒出香味,放鸡汤烧开,将蚕豆瓣、熟肉丝倒入,加适量精盐、料酒、鸡精、白胡椒粉、白糖,用湿淀粉勾成稀芡,到入锅内,淋上香油,将月季花瓣撒在蚕豆上,盛于碗内即成。

**疗效**:健脾补虚,止血活血。

(5)月季花炸虾仁

**用料**:月季花3朵,虾仁500克,鸡蛋1个,咖喱粉10克,白葡萄酒25克,鸡汤250克,面粉15克,精制油、葱、姜、精盐适量。

**方法**:将月季花取瓣洗净,虾仁洗净沥干水,加鸡蛋清1个,精盐少许,面粉15克和2/3的月季花瓣一起搅拌均匀。锅内放油,烧热,将挂好浆的虾仁放入油锅中炸至表面呈金黄色时,用漏勺捞出沥干油。锅内留少许油,放入适量葱末、姜末,煸炒出香味,加入咖喱粉、白葡萄酒、鸡汤烧开,放入炸虾仁,入味后,撒入余下的月季花瓣,趁热出锅装盘。

**疗效**:易于消化,活血壮阳。

【注意事项】

脾胃虚弱者及孕妇禁食。

【美容方】

*月季花与五花汤*

**用料**:月季花15克,丹参、白芷、野菊花、蜡梅花、金银花各15克,大黄15克。

**方法**:上述用料共同煎水外洗、按摩、热敷皮患处,每日早晚各1次。

**功效**:用于治疗痤疮。

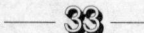

## 11. 玫 瑰

理气解郁、柔肝醒脾、活血散瘀、消暑解渴、止血收敛等

【科名】

蔷薇科

【别名】

因其形状、颜色、香味俱佳,故人们冠以美玉之名——"玫瑰"。因枝秆多刺,故又有"刺玫花""刺玫瑰""红刺玫"之称。因花朵艳丽多姿,气味芳香浓烈,使人留连忘返,徘徊不前,故亦有"徘徊花"的别名。

【选购与采制】

玫瑰是落叶直立灌木,枝干刺多。如想栽培,可到花卉市场选购株型矮短、丰满健壮的盆花,也可用分株法或扦插法繁殖。

【营养成分】

鲜玫瑰花中含玫瑰挥发油、槲皮素、鞣质、脂肪油、没食子酸、蜡质、胡萝卜素等。

玫瑰果实中含维生素 C、葡萄糖、果糖、蔗糖、木糖、枸橼酸、苹果酸、奎宁酸、槲皮素、胡萝卜素等。

【保健功效】

(1)*胃痛*:玫瑰花、川楝子、白芍各 9 克,香附 12 克,水煎服。

(2)*外伤肿痛*:玫瑰花 9 克,当归 3 克,红花 3 克,加水煎汤,用白酒少量对服。

(3)*月经不调*:玫瑰花、月季花各 10 克,益母草、丹参各 15

克,水煎服。

(4) **肺虚咳嗽吐血**:玫瑰花12克,冬虫夏草10克,侧柏枝炭10克,白蜜30克,水煎服。

(5) **梅核气**:玫瑰花、半夏、红枣、苏梗各10克,水煎服,每日1剂。

(6) **急、慢性风湿病**:玫瑰花9克,红花、当归各6克,水煎去渣,热黄酒冲服,每日1剂,分早晚2次服。

(7) **胃及十二指肠溃疡**:玫瑰花、黑枣各适量。黑枣去核,装入玫瑰花,放碗内隔水蒸烂,每日早、中、晚各吃黑枣5个。

(8) **肿毒初起**:玫瑰花9克,焙干研末,黄酒送服,每次1.5克,日服2次。

【食疗方】

(1) **玫瑰花茶**

**用料**:玫瑰花3克,白糖适量。

**方法**:将玫瑰花用开水冲泡,加白糖少许,闷10分钟,代茶饮。

**疗效**:理气解郁,疏肝健脾。

(2) **玫瑰花酒**

**用料**:玫瑰花100克,冰糖50克,白酒1000克。

**方法**:将玫瑰花洗净,沥干水,与冰糖同浸于白酒中,封瓶密贮10天即成,每次饮20克,每日2次。

**疗效**:疏肝通经,缓解疼痛。

(3) **玫瑰茉莉花茶**

**用料**:玫瑰花、茉莉花各3克。

**方法**:将玫瑰花、茉莉花一同用开水冲泡后,闷5~10分钟,代茶饮。一般可冲泡3~5次。

**疗效**:健脾理中,生津止渴。

(4) **玫瑰花粥**

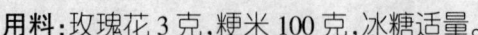

**用料**：玫瑰花3克,粳米100克,冰糖适量。
**方法**：将玫瑰花脱瓣,洗净。粳米洗净,煮成粥,加入玫瑰花、冰糖再煮沸即成(玫瑰花不宜久煮,粥熟加入,一沸即可)。
**疗效**：理气解郁,活血调经。

(5)玫瑰樱桃粥

**用料**：白玫瑰花3克,樱桃50克,白糖50克,糯米100克。
**方法**：将未完全开放的玫瑰花采下,取花瓣,洗净。将糯米洗净煮成粥,加入玫瑰花、樱桃、白糖,稍煮即成。
**疗效**：利气行血,散瘀止痛。

(6)玫瑰花藕粉羹

**用料**：玫瑰花3克,藕粉30克,冰糖15克。
**方法**：将玫瑰花洗净,放入沙锅煎取浓汁,用沸汁调藕粉,加冰糖搅匀即成。
**疗效**：活血调经。

(7)玫瑰花香椿豆腐

**用料**：鲜玫瑰花3朵,鲜香椿、蘑菇各100克,嫩豆腐350克,啤酒500克,辣酱油5克,精制油、高汤各50克,精盐、鸡精各适量。
**方法**：将玫瑰花取瓣洗净,切丝。香椿洗净,切碎。蘑菇洗净,切片。炒锅置火上,放入油烧至八成热,将豆腐两面煎黄,再将香椿、蘑菇片铺放在豆腐上,倒入啤酒、辣酱油、精盐、鸡精,旺火烧开,煨焖片刻,再放入高汤,煨至汤汁浓稠、豆腐熟而入味时,撒上鲜玫瑰花丝,稍煮一下即成。
**疗效**：疏肝健脾。

(8)玫瑰花猪里脊肉

**用料**：鲜玫瑰花3朵,猪里脊肉500克,草莓酱50克,精制油500克,鸡蛋2个,淀粉、黄酒各25克,葱花、姜末各10克,蒜茸15克,高汤200克,精盐、鸡精各适量。

**方法**：将玫瑰花取瓣洗净，切成细丝。猪里脊肉切丝，加高汤、淀粉、鸡蛋清、葱花、姜末、蒜茸、精盐、鸡精拌匀。炒锅置火上，加油烧至四成热，放入猪里脊肉丝，滑至发白，浮上油面，用漏勺捞起控油。炒锅留余油，烧至五成热，放入葱花、姜末、蒜茸，煸炒出香味，放入高汤、黄酒烧开，再放精盐、鸡精，倒入调开的草莓酱、淀粉，搅拌均匀，烧开，放入猪里脊肉丝，撒上鲜玫瑰花丝，稍煮一下即成。

**疗效**：花香肉嫩，理气健脾。

【注意事项】

孕妇忌用。

【美容方】

（1）秀发散

**用料**：玫瑰花15克，细辛、白芷、苏合油各9克。

**方法**：将上述用料共研成细末，用苏合油调匀，晾干，再研成细粉，敷在头屑多和白发处。

**功效**：洁发去垢，乌发留香。

（2）美容液

**用料**：玫瑰花30克，香醋200克，水适量。

**方法**：将玫瑰花瓣浸入醋中，静置1周，取其滤液，对入适量清水即可制成美容液。

**功效**：用此液洗面，可治疗粉刺，久用可使皮肤细嫩、洁净。

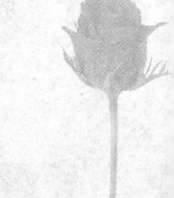

重新认识花的价值，给你意外惊喜！

## 12. 蔷薇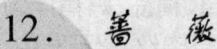

花有理气、消暑、和胃、止血功效。
果有利尿、通经、治水肿功效。
根有清热利湿、祛风、活血、解毒功效。

**【科名】**

蔷薇科

**【别名】**

野蔷薇、多花蔷薇、蔓性蔷薇、七星梅、荷花蔷薇等。

因其蔓柔靡,依墙攀缘而生,故得名"墙靡"。其茎多刺,又多生于山野之间,得名"刺玫"或"山棘"。果实因簇生如营星,而得名"营实"。其花因春季开放后不能再开而色又多白,故称"白残花"。

**【选购与采制】**

可到花卉市场选购植株粗壮结实、带土球的苗木。也可在4～5月或9～10月,选取粗壮的当年生成熟枝,长10～12厘米,带叶或不带叶均可,直插入土中2/3处,按实,充分浇水后,经常保持土壤湿润,则成活率较高。

**【营养成分】**

花含挥发油、黄酮甙。果实含蔷薇甙、芦丁、槲皮甙、果胶、维生素C、维生素P。根皮含鞣质、莱酸、维生素C等。

**【保健功效】**

(1) *中暑*:蔷薇花、薄荷各10克,沸水冲泡当茶饮。

(2) *痔疮出血*:蔷薇花、槐花各3克,研末用温开水冲服,1次服完,每日早晚各服1次。

(3) *痢疾*:蔷薇花15克,扁豆20克,粳米50克,煮粥食用。

(4)肾炎水肿:蔷薇果实20克,大黄4.5克,水煎,1日分3次服。

(5)大便秘结:蔷薇果实9克,大黄2克,水煎服。

(6)经期腹痛:蔷薇果实100克,水煎取液,加红糖、黄酒服用。

(7)急性咽炎:蔷薇根20克,玄参15克,金银花、麦冬各10克,水煎服。

(8)小儿遗尿或老人尿频:蔷薇根30克,加瘦猪肉150克,水炖,食肉喝汤。

【食疗方】

(1)蔷薇花露

用料:蔷薇花适量。

方法:将蔷薇花蒸后取汁,用温开水冲服。

疗效:用于口疮、消渴。

(2)蔷薇花饮

用料:蔷薇花10克。

方法:用温开水煎服。

疗效:用于暑热胸闷、恶心不食。

(3)蔷薇花绿茶

用料:蔷薇花、绿茶各5克。

方法:将花和茶用水煎后代茶饮。

疗效:用于治疗疟疾。

(4)四花饮

用料:蔷薇花、厚朴花、佛手花、玫瑰花各5克。

方法:将上述四花用水煎服。

疗效:用于治疗梅核气。

(5)蔷薇花根汁

**用料**：蔷薇花根50克。
**方法**：将根用水煎代茶饮。
**疗效**：用于治疗夏季疮疖。

(6) 蔷薇花粥

**用料**：干蔷薇花5朵,绿豆50克,粳米100克,白糖15克。
**方法**：先将绿豆浸泡过夜,洗净。粳米洗净。蔷薇花用水煮15分钟,取汁去渣。锅内放入清水、绿豆、粳米,先用大火煮沸后,再改用文火熬煮,加入煮蔷薇花的汤汁、白糖,继续煮至粥成。
**疗效**：消暑健胃,止血止痢,是夏季常用的保健食品。

(7) 蔷薇花鸡条

**用料**：蔷薇花3朵,鸡肉200克,黄瓜50克,熟冬笋50克,酱油10克,白糖25克,大蒜头1个,五香粉3克,料酒25克,番茄酱、生姜汁、葱花、藕粉、熟芝麻各15克,胡椒粉2克,精制油250克,鸡精、精盐各适量。
**方法**：将蔷薇花取瓣洗净。鸡肉切条,加生姜汁腌渍,再放入料酒、藕粉、精盐上浆,滚蘸上藕粉待用。炒锅置火上,放油烧至五成热,下鸡条、熟冬笋、黄瓜条滑油,捞出控油。锅内留底油,下葱花、蒜茸煸香,下五香粉炒匀,放酱油、白糖、精盐、鸡精、清水,用旺火烧开,放入鸡条、冬笋条、黄瓜条、蔷薇花瓣,烧开,再用藕粉勾芡,淋上麻油,撒上熟芝麻即成。
**疗效**：补气养阴,益肾美容。

(8) 蔷薇花煸牛肉丝

**用料**：鲜蔷薇花4朵,牛里脊肉150克,生姜10克,醋2克,豆瓣酱10克,酱油5克,香糟汁15克,精制油50克,麻油5克,花椒粉、精盐、辣椒粉各适量。
**方法**：将蔷薇花取瓣,洗净。牛肉切成细丝。生姜切成丝。炒锅置火上,放入油烧至七成热,下入牛肉细丝反复煸炒,放生姜丝、精盐、豆瓣酱,继续煸炒,边炒边加油,炒至牛肉将熟时,放入辣椒粉、香糟汁、酱油,边放边炒,再下醋、蔷薇花瓣,快速煸炒几下,淋上麻油装盘,撒上花椒粉即成。

**疗效**:补益气血,强壮筋骨,美容健身。

**【注意事项】**

脾胃虚寒者,用量不宜过大,体弱人虚者应禁食。

**【美容方】**

(1) 生发

**用料**:蔷薇花嫩枝适量。

**方法**:将嫩枝煎成汁,涂在脱发处。

**功效**:用于病后脱发者。

(2) 秀发

**用料**:蔷薇花根、猴枣刺各适量。

**方法**:将两者用水煎,取液洗发。

**功效**:可使头发秀美。

(3) 除腋臭

**用料**:蔷薇花根、干枸杞根、甘草、商陆根、胡粉、滑石各30克。

**方法**:将上述材料研为细粉,以酒和匀涂在腋处。

**功效**:用于除腋臭。

重新认识花的价值,给你意外惊喜!

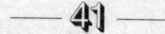

## 13. 芍药

花有养血柔肝、缓中止痛、敛阴收汗的功效。白芍有养血敛阴、平肝止痛、活血通经、凉血散瘀的功效。赤芍有凉血清热、养血消肿的功效。

【科名】

毛茛科

【别名】

小牡丹、乳白牡丹。

野生的芍药,将根洗净晒干,称为"赤芍"。栽培的芍药,其根刮去外皮后加工而成的,称为"白芍"。

【选购与采制】

选购芍药盆花,茎高在40厘米左右最好。茎由根部簇生,圆柱形,上端多棱角,向阳部分多呈紫红色,叶深绿色,花独生在茎的顶端。也可分株繁殖,在芍药根颈部下5~6厘米处,将粗根切下,然后将根丛地栽或盆栽。分株应在秋季进行,这时土温高于气温,有利于分株后根系伤口愈合,萌发新根,增强抗寒耐旱能力,对次年生长有利。绝不要在春季分株繁殖,我国花农有"春分分芍药,到老不开花"的谚语。

【营养成分】

花含黄芪甙、芍药甙、牡丹酚、山柰酚、3,7-二葡萄糖甙、没食子酸、鞣质、除虫菊素、挥发油等成分。

根含芍药甙、牡丹酚、挥发油、脂肪油、树脂、鞣质、苯甲酸、黏液质、淀粉、蛋白质、氨基酸、草酸钙、三萜类等成分。

【保健功效】

(1)风寒感冒:白芍、桂枝、生姜各9克,甘草6克,大枣3个,水煎服。

(2) 肠炎、痢疾：白芍 15 克，马齿苋 30 克，木香、甘草各 6 克，水煎服。

(3) 便秘：白芍 30 克，生甘草 20 克，枳实 15 克，水煎服，每天 1 剂。

(4) 头晕、头痛：白芍 12 克，当归 15 克，川芎 10 克，水煎服，每日 1 剂，分 3 次服用。

(5) 鼻衄不止：赤芍 20 克，水煎服；或研末，用温开水送服，每次 5~10 克。

(6) 急性乳腺炎：赤芍 30 克，甘草 6 克，水煎服。

(7) 口舌生疮：赤芍、甘草适量，煎水趁热漱口。

(8) 心绞痛：赤芍 12 克，槐花 12 克，丹参 9 克，桃仁 6 克，没药 3 克，共制成丸，每日服 12~18 克。

【食疗方】

(1) 芍药花茶

**用料**：芍药花 5 克。

**方法**：将芍药花洗净，用开水浸泡，加盖闷 5 分钟，代茶饮。

**疗效**：养血柔肝，敛阴收汗。

(2) 芍药花汤

**用料**：芍药花 60 克，甘草 30 克，桂皮 30 克。

**方法**：将上述用料捣碎，用水煎汁服。

**疗效**：用于产后血气攻心、腹痛。

(3) 芍药花粥

**用料**：芍药花 15 克，粳米 50 克，白糖适量。

**方法**：将粳米洗净，煮成粥，放入芍药花、白糖，稍煮片刻即成。

**疗效**：用于肝气不调、养血调经等。

(4) 芍药根酒

**用料:** 赤白芍药 15 克,低度白酒 500 克。

**方法:** 将赤白芍药研末,放入白酒中浸泡 7 日,即可饮用。每日 2 次,每次 15 克。

**疗效:** 用于活血调经。

(5) 芍药花烩五花肉

**用料:** 芍药花 4 朵,五花猪肉 300 克,胡萝卜、黄瓜各 25 克,番茄酱 20 克,酱油、白糖、料酒各 15 克,醋 10 克,鸡精、精盐、湿淀粉、胡椒粉各适量。

**方法:** 芍药花取瓣,洗净,用温开水稍烫一下。胡萝卜、黄瓜切成丁。猪肉切成块,加上鸡精、精盐、白糖、料酒、酱油、醋拌匀,再放入少许清水,上笼用旺火蒸 2 小时,使五花肉烂而不碎,块块整齐如樱桃。把蒸肉的汤汁倒入炒锅中,置火上烧开,放入精盐再烧半分钟,加入胡萝卜丁、黄瓜丁、番茄酱、白糖,炒匀,放入肉块,撒上芍药花瓣,用湿淀粉勾稀芡,撒上胡椒粉,出锅装盘即可。

**疗效:** 养血平肝,补肾壮阳。

(6) 芍药花兔肉

**用料:** 芍药花 4 朵,兔脯肉、高汤各 150 克,鸡蛋 6 个,麻油 50 克,白糖 15 克,姜、洋葱丝、湿淀粉、鸡精、精盐各适量。

**方法:** 芍药花取瓣,洗净。兔脯肉切片捶茸,放入大碗内,加少许高汤、4 个鸡蛋清拌匀。再将麻油、鸡精、精盐和 2 个鸡蛋清放入碗内,打匀,倒入兔脯肉片茸,搅拌均匀。汤锅置火上,放入清水烧开,把兔脯肉片茸用手勺逐片舀入汤锅内,待变白熟时捞出沥干。炒锅置火上,倒入麻油烧热,放入姜丝、洋葱丝煸炒出香味,加鸡精、精盐、白糖、芍药花瓣和焯好的兔脯肉片茸,烧透,用湿淀粉勾芡,舀入汤盆即成。

**疗效:** 缓中止痛,益气补虚。

【注意事项】

虚寒腹痛泄泻者慎用,脾气虚寒下痢者禁用。

【美容方】

(1) 芍药花汤

**用料**:芍药花、苍术、甘草各 1.5 克,黄芪 4 克,白芷、防风、升麻各 5 克,人参、葛根各 8 克。

**方法**:将上述用料同煎,去渣服汤。

**功效**:用于面黑、面色焦枯,可助阳益阴,润肤美容。

(2) 芍药花丸

**用料**:芍药花、黄芪、肉苁蓉、人参、桂皮、牛膝、白术、白茯苓各 30 克,蜂蜜适量。

**方法**:将上述用料研为末,用蜂蜜调成丸服用。

**功效**:用于补虚益气、润泽肌肤。

(3) 红芍药花末

**用料**:红芍药花 120 克,苦参 300 克,冬瓜子 120 克,玄参 60 克。

**方法**:将上述用料研成粉末,加水洗面。

**功效**:用于面色灰暗。

(4) 白芍药花末

**用料**:白芍药花、杏仁、白芷、白僵蚕各 30 克,冬瓜子 60 克。

**方法**:将上述用料共研细末,每晚取 5 克加水调成糊状,敷面 10 分钟。

**功效**:用于治疗黄褐斑。

## 14. 牡 丹

花有调经活血、生血凉血等功效。
根皮有清热凉血、活血散瘀、消肝降压、镇静等功效。

【科名】

毛茛科

【别名】

国色天香、花王、富贵花、木芍药、百两金、谷雨花、洛阳花等。

牡丹花以色丹者为美,虽结种子而以根生苗为优,故得名牡丹。牡丹的花形和花色极似芍药而为木本,故有"木芍药"之别名。在唐、宋两代爱牡丹之风大盛,而价格昂贵,故有"百两金"之名。牡丹花于春末夏初盛开,此时正是谷雨时节,因而又叫"谷雨花"。"洛阳花"是以地名称之的,因传说牡丹原是唐代都城长安的名贵花卉,被贬到洛阳后更为艳丽华贵、多姿多彩,故有"洛阳牡丹甲天下"之盛名。

牡丹的根皮,亦称丹皮、牡丹根皮、丹根、条丹皮、粉丹皮等。

【选购与采制】

牡丹是落叶灌木。如若栽培,可到花卉市场购买。盆栽的要选择3年以上的、适应性强、花期早、容易开花的品种,最好是用芍药根作砧木的嫁接植株。还可用分株法繁殖,宜在9~10月间进行,即取出整个母株根,在室内阴放两天后分株。分株时每株要带3~5个枝条,下部要带3~4条根。进行分株时要选好隙缝,用力使之自然分开。如必须用刀切开时,要把切口涂上草木灰或硫磺粉。分株后栽培在口径较大而深的长高桶盆或特制的"牡丹筒"盆里。

【营养成分】

花瓣主要含有黄芪甙、紫云英甙、丹皮花甙、挥发油等。根皮含有牡丹酚、牡丹酚甙、牡丹酚原甙、芍药甙、挥发油、植物甾醇、苯甲酸等。

【保健功效】

(1)月经不调、行经腹痛：牡丹花3～6克，水煎服。

(2)跌折瘀血：牡丹花30克，虻虫20只，水煎服汤。

(3)高血压：牡丹皮3克，水煎服；或牡丹皮6克，野菊花9克，金银花、鸡血藤各18克，石决明30克，水煎服。

(4)鼻出血：丹皮25克，竹叶15克，白茅根50克，水煎服，每日1剂。

(5)急性荨麻疹：丹皮、赤芍、连翘、地肤子各9克，蝉衣4.5克，浮萍草3克，水煎服，每日1剂。

(6)慢性阑尾炎：丹皮15克，桃仁9克，大黄3克，当归、板蓝根各6克，水煎服。

(7)赤白带下：红牡丹根皮、红鸡冠花各15克，牛膝9克，水煎服。

(8)过敏性皮炎：牡丹皮5克，水煎服，每晚1次，10天为1疗程。

【食疗方】

(1)牡丹花饮

**用料**：牡丹花6克。

**方法**：用水煎汤服。

**疗效**：用于行经腹痛。

(2)牡丹花粥

**用料**：牡丹花6克，粳米适量。

**方法**：将粳米洗净，煮成粥，放入牡丹花，再稍煮一下即成。

**疗效**：用于妇女月经不调。

(3) **牡丹花酒**

**用料**：牡丹花20克，白酒250克。

**方法**：将牡丹花浸于白酒中7日，然后每日饮用适量。

**疗效**：可轻身健体。

(4) **牡丹花鸭肉条**

**用料**：牡丹花1朵，鸭脯肉200克，香菜50克，鸡蛋清、鸡精、精盐、料酒、醋、胡椒粉、湿淀粉、高汤、精制油、葱、姜、蒜各适量。

**方法**：牡丹花取瓣，洗净，切成粗条。生鸭脯肉切成条，加上鸡精、精盐、料酒、鸡蛋清、湿淀粉，调匀上浆。香菜、葱、姜、蒜分别切成丝，另用一碗放入鸡精、精盐、料酒、醋、高汤、胡椒粉、湿淀粉，对成芡汁。炒锅置火上，放油烧至五成热，倒入鸭肉条拨散滑透，放漏勺内沥油。炒锅内留少许油，将葱、姜、蒜煸出香味，倒入鸭肉条、香菜和对好的芡汁，炒匀盛入盘内，撒上牡丹花条即成。

**疗效**：滋阴清热，补血调经。

(5) **牡丹花青鱼片**

**用料**：牡丹花4朵，净青鱼肉250克，竹笋100克，鸡蛋清、高汤、湿淀粉、鸡精、精盐、料酒、鸡油、精制油、胡椒粉、葱、姜各适量。

**方法**：牡丹花取瓣，洗净沥干，放碗内。青鱼肉用凉水泡1～2小时，捞出控干，片成薄片，加上鸡精、精盐、料酒、鸡蛋清、湿淀粉拌匀上浆。竹笋切成薄片。炒锅置火上，放入油烧至五成热，将青鱼片逐片放入锅内滑透，倒入漏勺内沥油。炒锅内留底油加热，放入葱、姜煸出香味，下入竹笋片煸炒熟，倒入高汤、鸡精、精盐、料酒、胡椒粉、湿淀粉调成的稀芡，待汁爆起时,将青鱼片、牡丹花瓣倒入炒锅内,炒匀,淋上鸡油即成。

**疗效**:滋阴平肝,化湿逐瘀。

【注意事项】

孕妇忌用,月经过多者慎用。

【美容方】

(1)八仙丸

**用料**:牡丹花、泽泻、附子、茯苓、丹桂各100克,山茱萸、干薯蓣各130克,生干地黄300克。

**方法**:将上述用料焙干研末,制成小蜜丸,即八仙丸,每日空腹用温酒送服30丸。

**功效**:驻颜益容。

(2)八物肾气丸

**用料**:丹皮、泽泻、白茯苓各150克,桂皮、五味子各100克,薯蓣、山茱萸各200克,熟地黄250克,蜂蜜少许。

**方法**:将上述用料共研为末,用蜂蜜制成小蜜丸,即八物肾气丸,用温开水送服,日服30丸。

**功效**:滋补肾气,坚齿驻颜。

(3)香体健美

**用料**:牡丹花50克,甘松、零香各5克,滑石粉少许。

**方法**:将牡丹花、甘松、零香共研为末,加滑石粉少许,当作散粉扑身,或用纱布袋装,贮于衣兜。

**功效**:留香健美。

重新认识花的价值,给你意外惊喜!

## 15. 紫藤

花有解毒、止吐、止泻、利小便的功效。
根有舒筋活络的功效。
茎、叶有杀虫、止痛、解毒、止吐泻的功效。
种子有杀虫、防腐的功效。

**【科名】**
豆科

**【别名】**
紫金藤、黄纤藤、藤花菜、朱藤、藤萝、葛花、木笔子等。因其开花紫色,又是藤本,故得名紫藤。紫藤的变种白花紫藤,开花银白色,故名银藤,名贵而少见。

**【选购与采制】**
紫藤是落叶木质大藤本花卉,枝条能攀缘在其他树木、岩石之上。若想栽培,可到花卉市场购买紫藤苗木,选粗壮结实、藤条坚韧的。藤上生叶,刚萌生时,嫩叶黄绿,薄如蝉翅,亮晶晶地似绸如缎;老叶叶色深绿。

**【营养成分】**
花含挥发油、尿囊素、尿囊酸等成分。
叶含木犀草素-7-葡萄糖甙、维生素C等成分。
种子含金雀花碱等成分。

**【保健功效】**

(1) 腹水肿胀:紫藤花适量,加水煎成浓汁,去渣加糖熬成膏,开水冲服,每次1匙,1日2次。

(2) 痛风:紫藤根、白芍各15克,防风、川芎、姜黄各10克,甘草6克,用水煎服,每日1剂。

(3) **风湿性关节炎**：紫藤根、牛膝各 15 克，五加皮、羌活、独活、防风各 10 克，桑寄生 30 克，水煎服，每日 1 剂。

(4) **腹痛、蛔虫病**：紫藤花或茎叶 2～4 克，水煎服。

(5) **胃癌**：紫藤茎叶 3～6 克，薏苡仁 30 克，野菱、诃子各 15 克，水煎，1 日分 2 次服。

(6) **筋骨疼痛**：紫藤种子 50 克，炒熟，浸泡白酒 500 克，早晚各服 15 克。

(7) **食物中毒**：紫藤种子 30 克，炒熟，鱼腥草 15 克，水煎服。

(8) **月经痛**：紫藤种子 20 克，肉桂 10 克，吴茱萸 5 克，研末后以酒调，外敷脐部。

【食疗方】

(1) **紫藤花粥**

**用料**：紫藤花 25 克，粳米、荸荠各 100 克，蜂蜜 50 克。

**方法**：将荸荠洗净，去皮，切成米粒大的小丁。紫藤花洗净。粳米洗净，和荸荠丁共放锅中，加水煮成粥，放入蜂蜜拌匀即可食用。

**疗效**：清热化痰，解毒通便。

(2) **菱薏藤茶**

**用料**：菱角 10 个，薏苡仁 12 克，鲜紫藤条 12 克。

**方法**：将紫藤条洗净，切成片，与洗净的菱角、薏苡仁共放锅中，加水煎汤，代茶饮。

**疗效**：清热解毒，健脾渗湿，散结消肿。用于便秘、痛风、关节炎等症。

(3) **紫藤花猪蹄筋**

**用料**：紫藤花 10 朵，鲜猪蹄筋 30 根，独头蒜 250 克，莴笋 250 克，奶汤 500 克，鸡精、精盐、料酒、胡椒粉、湿淀粉、葱段、姜片、精制油、麻油各适量。

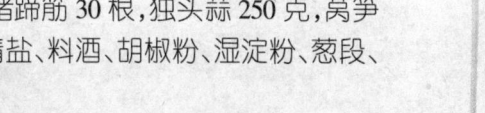
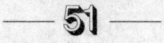

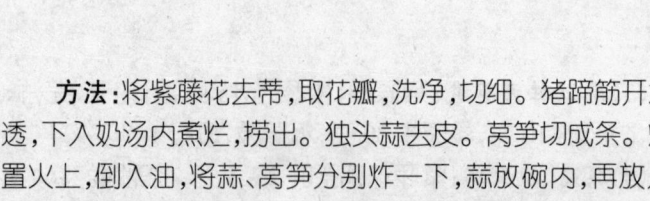

**方法**：将紫藤花去蒂，取花瓣，洗净，切细。猪蹄筋开水汆透，下入奶汤内煮烂，捞出。独头蒜去皮。莴笋切成条。炒锅置火上，倒入油，将蒜、莴笋分别炸一下，蒜放碗内，再放入笼内蒸烂。炒锅烧热倒入油，下葱段、姜片煸炒出香味来，加入汤，待开后捞出葱段、姜片，下猪蹄筋、莴笋、料酒、胡椒粉、蒜、鸡精、紫藤花瓣，用中火烧入味，收浓汁，用漏勺捞入盘内，汁用湿淀粉勾薄芡，淋入少许麻油，浇在猪蹄筋上即可。

**疗效**：补血通乳，解毒杀虫。

**【注意事项】**

紫藤茎和种子，不宜久服，否则会中毒。孕妇忌服。

## 16. 锦鸡儿

花补中益气,治疗头晕耳鸣、肺虚咳嗽、小儿疳积等。根祛风除湿、活血通络,治疗风湿痹痛、跌打损伤、浮肿等症。

**【科名】**

豆科

**【别名】**

金雀梅、铁皮金雀、黄雀梅、金雀根、阳雀花、绣花针、飞来凤、娘娘袜等。

锦鸡儿,花冠蝶形,黄色带红晕,盛开时似金雀登枝,势如金雀展翅飞舞,故得名"锦鸡儿"和"金雀花"。

**【选购与采制】**

锦鸡儿是落叶多刺灌木,高 1.5 米,根粗壮。购买盆花时,应选根系发达、株型饱满的。此外,我国南北郊野山地阳坡几乎随处可见锦鸡儿花,可于早春花萌芽前进行采挖。也可用播种法或扦插法繁殖。

**【保健功效】**

(1)头晕头痛、耳鸣眼花:锦鸡儿花 30 克,水煎服。

(2)干血痨:锦鸡儿干花 120～150 克或鲜花 1000 克,上笼蒸熟,分 30 次食完。

(3)耳鸣目昏:锦鸡儿花 30 克,水煎炖猪肉至熟,食肉喝汤;或煮鸡蛋服。

(4)虚劳咳嗽:锦鸡儿花(蜜炙)30 克,枇杷、姜活各 9 克,水煎服。

(5)高血压:锦鸡儿鲜根 30 克,洗净,去表皮,切片,水煎加白糖适量,每日分 3 次饮服。

(6)妇女白带多:锦鸡儿根15～30克,水煎加红糖适量饮服。

(7)跌打损伤:将锦鸡儿鲜根60克捣汁,与黄酒适量饮服,渣敷伤处。

(8)痨伤血虚生风和湿热瘙痒:锦鸡儿根皮30～60克,炖鸡服。

【食疗方】

(1)锦鸡儿花粥

用料:锦鸡儿花20克,粳米100克,白糖50克(糖尿病患者可用元贞糖5克)。

方法:将粳米洗净后熬煮成粥,加入洗净的锦鸡儿花和白糖,稍煮一下即可。

疗效:补中益气,和血生津。

(2)锦鸡儿花汤

用料:锦鸡儿鲜花30克,猪肉200克,葱末、姜末、料酒、清汤、鸡精、精盐、麻油、湿淀粉、精制油各适量。

方法:将锦鸡儿花洗净。猪肉切薄片。锅置火上,倒入油,油热以葱末、姜末炝锅,放猪肉片煸炒片刻,放入精盐、清汤、料酒,待汤烧开,加入锦鸡儿花,用湿淀粉勾薄芡,起锅时再放鸡精和麻油,即可食用。

疗效:健脾补肾,明目聪耳。

(3)锦鸡儿花鸡茸

用料:新鲜锦鸡儿花1小盘,鸡肉200克,鸡蛋1个,料酒、葱花、姜汁、鸡精、精盐、麻油、湿淀粉、胡椒粉、鸡汤各适量。

方法:将锦鸡儿花去蒂洗净,沥干水。鸡肉洗净,剁成鸡茸。鸡蛋取清,用筷子打散,加入鸡茸、料酒、葱花、姜汁、精盐、少许湿淀粉搅匀。锅置火上,倒入鸡汤烧开,放入鸡茸,用炒匀轻轻推动几下,再次烧开,小火焖几分钟,放入鸡精、精盐、胡椒粉,拌匀,调好口味,撒上锦鸡儿花,淋上麻油,即可装汤碗内。

**疗效**:治虚止咳,润肺化痰。

(4)锦鸡儿花鸭块

**用料**:锦鸡儿鲜花40克,鸭块400克,鸡清汤150克,黄酒100克,花椒盐、葱末、姜末、鸡精、精盐、白糖、精制油各适量。

**方法**:将锦鸡儿花去蒂,洗净。鸭块用花椒盐略腌。锅置火上,倒入油,烧至三成热时,将鸭块下入温油中炸黄,捞出沥油。锅内留底油,用葱末、姜末炝锅,放入炸好的鸭块,加黄酒、鸡清汤,文火焖至酥烂,开锅加精盐、鸡精、白糖调味,大火收干卤汁,加入锦鸡儿花,拌匀即成。

**疗效**:常食可治疗头晕、目眩耳鸣。

## 17. 棕榈

棕榈全株有收敛止血功效。棕榈子有止泻痢、止血和养血功效。棕榈皮可收涩止血。棕榈花可治血崩、带下和瘰疬等症。棕榈叶可治吐血、劳伤。棕榈根可治蛔虫。棕榈心是强壮药物。

**【科名】**

棕榈科

**【别名】**

棕树、栟榈、鬣葵、唐棕、中国扇棕、山棕、棕葵花、定海针、百页草、棕衣树等。

棕榈的叶鞘纤维在药材上称为棕榈皮、棕树皮毛、棕皮。棕榈的叶柄在药材上称为棕骨或棕板。棕榈的果实叫棕榈子。

**【选购与采制】**

棕榈是常绿乔木,高度随各地气温升高而变高大,在北方高 2~3 米,在上海地区高 4~5 米,愈向南愈高,部分地区可高达 10~15 米。其树干圆柱形,直立不分枝,有不易脱落的残存老叶柄,常被叶鞘纤维包裹。若种植,可到花卉市场选购苗木,苗木要生气勃勃,叶色碧绿,没有萎缩现象,小苗可裸根,大苗要带土球包扎好。种植不宜过深,但排水要好。也可用播种法繁殖。还可在雌棕榈树下,挖取小棕榈苗,因种子自落树下,会自行繁衍。

**【营养成分】**

花含鞣质。种子含蛋白质、淀粉、失水乳糖及蔗糖等。棕榈顶部的嫩芽称为棕心,鲜品棕心中含蛋白质、碳水化合物、维生素 $B_1$、烟酸、维生素 C、钙、磷、铁等。

**【保健功效】**

(1) **泻痢**：棕榈花10克,铁苋菜50克,水煎服。

(2) **高血压、脑血管意外**：鲜棕榈花20~50克,水煎服;或当年生棕榈新叶50~100克,水煎服。

(3) **食道癌**：棕榈子15~30克,水煎服。

(4) **遗精**：棕榈子6~30克,水煎服;或棕榈根15克,水煎冲白糖服。

(5) **丝虫病、象皮腿**：棕榈皮适量,煎汤先熏后洗。

(6) **鼻出血不止**：棕榈皮烧灰,吹入鼻腔内。

(7) **毒蛇咬伤**：棕榈根、鱼腥草、桑白皮各9克,水煎洗患处。

**【食疗方】**

(1) **棕榈叶茶**

**用料**：鲜嫩棕榈幼叶适量。

**方法**：将棕榈幼叶洗净,用开水浸泡10分钟,稍闷后,代茶饮。

**疗效**：用于治疗高血压,并可预防中风。

(2) **棕榈子粥**

**用料**：棕榈子50克,粳米100克,白糖适量。

**方法**：将棕榈子洗净,与洗净的粳米同放锅中加水煮成粥,加白糖食用。

**疗效**：用于蓄精养血、涩肠止泻。

(3) **棕苞熘肉片**

**用料**：棕苞(棕榈花蕾外面有大型的鞘状苞片,称为棕苞)60克,精猪肉250克,黄瓜1条,青蒜苗60克,高汤、香醋、精制油、白糖、鸡精、精盐、料酒、葱末、姜末、湿淀粉各适量。

**方法**：将棕苞撕去棕苞片,洗净,花蕾切成片。猪肉切成片,加入料酒、精盐、葱末、姜汁、湿淀粉搅匀上浆。黄瓜切成片。青蒜苗切成段。炒锅置火上,倒入油,油热熘肉片,当肉片变色时,将花蕾片、蒜苗段下锅煸炒,放精盐、白糖、鸡精,加适量高汤,再放入黄瓜片,烹点香醋,翻炒均匀,调好口味,装盘即可。

**疗效**:滋补养血,强身健体。

(4)棕苞核桃脑

**用料**:棕苞30克,核桃仁100克,碎冰糖50克,果脯丁50克,山楂糕50克,熟芝麻适量。

**方法**:将棕苞撕去棕苞片,洗净,切碎。核桃仁洗净,放锅中加水煮10分钟,再加入棕榈花蕾碎块,同时加碎冰糖、果脯丁、山楂糕,用勺轻轻搅匀,再用文火煨5~6分钟,熟后盛入碗内,撒上少许芝麻,即可食用。

**疗效**:健脑清神,祛烦明目。

## 18. 丁香

花有健胃消食、祛除口臭、杀菌消炎、活血止痛等功效。

**【科名】**

桃金娘科

**【别名】**

因花蕾形似铁钉,又极芳香,故而得名丁子香,简称丁香。丁香的花蕾,别名为公丁香。丁香的果实,别名为母丁香。又因果实形似鸡舌头,故又得名鸡舌、鸡舌香。此外,因其原产于南洋群岛,又得名洋丁香。

值得注意的是,我国还另有一个丁香"家族",和洋丁香是同名异宗,但却是完全不同的两类花卉,它原产于我国,各地都有栽培,属于木犀科。

**【选购与采制】**

丁香为常绿乔木,原产于热带,现我国华南地区多有引种栽培。

**【营养成分】**

丁香花含挥发油(丁香油)。挥发油中含丁香酚、乙烯丁香酚、β-丁香烯、甲基正戊基酮、甲基正庚基酮、水杨酸甲脂等。

**【保健功效】**

(1)**胃寒呃逆**:丁香3克,柿蒂6克,水煎服;或公丁香3克,橘皮9克,水煎服。

(2)**胃痛**:丁香6克,肉桂、木香、乌药各12克,共研细粉末,每次服2克,每日3次。

(3) **腹寒疝痛**：丁香、木香各 6 克，川楝子、全蝎各 15 克，延胡索、熟附子、小茴香、当归各 30 克，共研细末，做成小丸，每次 6 克，日服 2～3 次。

(4) **龋齿牙痛**：取丁香油滴入蛀孔或用棉球蘸丁香油塞填孔中，有防腐止痛作用。

(5) **脾胃虚寒、吐泻食少**：丁香 3 克，砂仁 5 克，白术 9 克，研为粉末，每次服 1.5～3 克，每日 2～3 次。

(6) **肾虚阳痿、阴冷等症**：丁香、雄蚕蛾、茴香、附子、肉桂各 3～9 克，水煎服。

(7) **消化不良**：丁香 6 克，吴萸子 30 克，胡椒 30 粒，共研细粉，每次用 1.5 克调适量凡士林敷脐部，用胶布固定，每日换药 1 次，一般 1～2 次即可痊愈。

(8) **肠炎痢疾**：丁香 6 克，乌梅 15 克，山楂 15 克，辣蓼 15 克，水煎服。

【食疗方】

(1) **丁香茶**

**用料**：母丁香 4 个。

**方法**：将母丁香捣碎，冲入开水，闷 10 分钟即成，当茶饮。

**疗效**：用于祛胃寒、除口臭。

(2) **丁香粥**

**用料**：丁香 3 克，粳米 50 克，白糖适量。

**方法**：粳米洗净，煮粥，将熟时加入丁香、白糖稍煮即成。

**疗效**：用于健胃消食、活血止痛。

(3) **丁香陈皮饮**

**用料**：丁香、陈皮各 3 克，蜂蜜适量。

**方法**：将丁香、陈皮洗净，放锅中加水煎熬，去渣留汁，再加入蜂蜜拌匀，用米汤调服。

**疗效**：用于温胃止吐。

(4)丁香猪排骨

**用料**:丁香2克,猪小排骨1500克,红曲米125克,葱段、姜片各20克,桂皮、小茴香各1.5克,酱油100克,料酒10克,白糖75克,精盐、精制油各适量。

**方法**:将排骨洗净,剁成块,放入沸水锅中焯好。红曲米放入另一锅内,加清水置火上熬成红色卤,过滤去米渣,待用。炒锅置火上,倒入油烧至六成热,下葱段、姜片煸出香味,倒入红曲米卤、丁香煸香。桂皮、小茴香用纱布扎成小包,放入锅内,将卤烧开后倒入排骨,加酱油、料酒、白糖、精盐调味,旺火烧沸,撇去浮沫,改文火焖煮至排骨酥烂,再用旺火收卤,取出葱段、姜片、纱布包,即可食用。

**疗效**:益气补虚。

【**注意事项**】

丁香性温,热病及阴虚内热者不宜食用。据《本草经疏》中记载:"一切有火热症者忌之,非属虚寒,概勿施用。"

【**美容方**】

(1)口含公丁香

**用料**:公丁香1~2个。

**方法**:公丁香用凉开水洗净,时时含于口中。

**功效**:用于除口臭。

(2)鼻纳公丁香

**用料**:公丁香2个。

**方法**:用纱布包公丁香纳入鼻中。

**功效**:用于治疗鼻息肉。

(3)丁香汁

**用料**:丁香适量。

**方法**:将丁香洗净,放锅内加清水煎熬成汁,涂患处。

**功效**:用于全身各处癣痒。

## 19. 秋海棠

花有散瘀清热、凉血止血、化瘀调经等功效。

【科名】
秋海棠科

【别名】
八月春、岩丸子、断肠花、相思草等。

【选购与采制】
秋海棠是多年生草本花卉,有球形块茎,地上茎直立,高50~80厘米,多分枝。若栽培,可到花卉市场选购株型丰满、矮壮紧凑、干粗枝健、叶子碧绿、花蕾硕大饱满、花色艳丽的盆花。也可用分株、扦插和播种法繁殖,分株当年就能开花,扦插、播种一二年也能开花。

【营养成分】
秋海棠含有草酸、强心甙、黄酮类、甾醇和三萜类等成分。

【保健功效】
(1)痢疾:秋海棠花6克,红糖30克,水煎服。
(2)痛经:秋海棠花10克,开水冲泡当茶饮。
(3)风湿痹痛:秋海棠花10克,木瓜、骨碎补各15克,桑寄生30克,水煎服。
(4)跌打损伤:秋海棠花3克,阴干,研为细末,用酒送服;或用鲜秋海棠全草,加甜酒捣烂,敷患处。
(5)毒蛇咬伤:秋海棠花适量,捣汁外敷伤部。
(6)吐血:秋海棠块茎研末,每次服3克,开水吞服。
(7)咽喉疼痛:秋海棠块茎120克,加冷开水2小碗,捣烂,取汁,含漱数次。

(8)**崩漏、白带**：秋海棠块茎、石吊兰各6克，水煎服。

【食疗方】

(1)**秋海棠茄子**

**用料**：秋海棠花20克，紫茄子3个，蒜茸、鸡精、精盐、麻油、香醋各适量。

**方法**：将秋海棠花洗净，放锅中，加水适量煎煮至沸，去渣取汤汁，与紫茄子一起放碗中隔水蒸熟，再放入蒜茸、鸡精、精盐、香醋、麻油拌匀，即可食用。

**疗效**：散瘀清热，凉血止血，防癌抗癌。

(2)**秋海棠猪肝**

**用料**：秋海棠花20克，猪肝100克，葱末、姜末、料酒、酱油、精盐、鸡精、白糖、胡椒粉、精制油各适量。

**方法**：秋海棠花取瓣，洗净。猪肝切薄片。炒锅置火上，加油烧热，下葱末、姜末煸香，倒入猪肝滑散炒熟，加入料酒、酱油、白糖、鸡精、精盐、胡椒粉，炒匀后撒上秋海棠花片，再稍炒即成。

**疗效**：解毒生津，养肝明目。

(3)**秋海棠花爆牛肚**

**用料**：鲜秋海棠花10朵，牛肚500克，香菜25克，葱末、姜末、蒜末、高汤、鸡精、精盐、料酒、白胡椒粉、湿淀粉、精制油、麻油各适量。

**方法**：取秋海棠花花瓣、花蕊，洗净。牛肚切成菱形块。香菜切成段。炒锅内放入适量水烧开，下入牛肚块，氽熟，捞出沥干水。将高汤、鸡精、料酒、精盐、白胡椒粉、湿淀粉放碗内对成芡汁。炒锅加油烧至八成热，下入牛肚块过油，捞出沥去油。锅内留底油，烧热放入葱末、姜末、蒜末煸出香味，下入牛肚块、香菜段和芡汁，翻炒均匀，撒上鲜秋海棠花瓣、花蕊，淋上麻油，即可装盘。

**疗效**：补气虚,健脾胃,凉止血。

(4)秋海棠花栗子粥

**用料**：鲜秋海棠花30克,栗子肉100克,粳米150克,冰糖70克。

**方法**：将秋海棠花去梗柄,洗净。栗子肉去内皮洗净,切碎。冰糖敲碎。粳米洗净,与栗子一起煮至熟烂时,加入冰糖、秋海棠花,文火熬煮片刻即成。

**疗效**：补肾强筋,健脾养胃。

【注意事项】

秋海棠性寒,脾胃虚寒者慎用。

# 夏季花卉
## Xiaji Huahui

## 1. 栀子花

花清热化痰,清肝凉血。
籽清热泻火,凉血止血,生血,散瘀。
根清热,凉血,解毒。

【科名】

茜草科

【别名】

栀子花谢后,结出倒卵形而有棱的果实,仿佛一只古代的酒杯,古时称酒杯为卮,"栀子"则是由"卮子"转化而来,现在统称为栀子花。

因其生长在山地,有山栀和山栀子之名。因其单瓣品种花有六瓣,故有六出花之名,人们联想到雪花也是六出,故又称为香雪、夏雪。又因果实可作黄色染料等,所以亦有黄栀和黄栀子之称。岭南地区多在春暖花开时,锯取姿态古劲的干枝,浸植于水钵或瓶子里,供放案头,美其名"水横枝"。

【选购与采制】

可选购株型矮壮、枝条饱满、叶子碧绿的苗木,但需用草包扎好根部土球。也可在梅雨季节扦插繁殖,若用半成熟枝则成活率较高。还可在4月压条繁殖,即选健壮枝条弯曲入土,约30天生根,6月左右剪离母株移植,翌年就可开花。

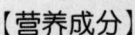

【营养成分】
花含有栀子素、熊果酸、鞣质、藏红花酸、栀子甙、栀子次甙。籽含有栀子素、果胶、微量藏红花酸、胆碱、胡萝卜素、山梨醇、鞣质等成分。

【保健功效】
(1)鼻血不止:栀子花数朵,焙干为末,吹鼻内;或栀子花、槐花各10克,水煎15分钟,代茶饮。

(2)肺热咳嗽:鸡蛋3个,煮熟剥去蛋壳,与栀子花30克共煮半小时,每日分3次食用。

(3)伤风:栀子花3朵,蜂蜜15克,水煎10分钟,当茶饮。

(4)白痢疾:炒栀子15克,海螵蛸15克,甘草3克,水煎服。

(5)疮疖红肿:栀子、蒲公英、金银花各12克,水煎服,每日3次。

(6)舌炎:栀子、大黄、胆草各3克,水煎服。

(7)气管炎:鲜栀子根30~60克,水煎服;或栀子9~12克,水煎服。

(8)风热感冒:鲜栀子根60克,水煎服,代茶饮。

【食疗方】
(1)栀子花茶
用料:栀子花5~7朵。
方法:将栀子花用开水冲泡,当茶饮。
疗效:用于声音喑哑。

(2)栀子花蜜汤
用料:栀子花3朵,蜂蜜少许。
方法:将栀子花煎成汤,加蜂蜜饮用。
疗效:用于伤风、肺有痰。

(3)栀子粥

**用料**：栀子仁 5 克，粳米 100 克。

**方法**：将栀子仁研成细末，先煮粳米粥，待粥稠后再放栀子仁末，稍煮片刻即成。2～3 天为 1 疗程，每次 400 克，每日 2 次，早晚服用。

**疗效**：用于目赤肿痛、急性眼结膜炎、黄疸型肝炎、胆囊炎等症。

(4) *栀子花根冰糖饮*

**用料**：栀子花根、冰糖各适量。

**方法**：栀子花根同冰糖炖饮。

**疗效**：用于赤白痢疾。

(5) *栀子花蒸童子鸡*

**用料**：栀子花 6 朵，童子鸡 1 只（约 300 克），香菇、冬笋片、鸡精、料酒、酱油、葱、姜、白糖、湿淀粉各适量。

**方法**：将栀子花取瓣，洗净，切成细末，加清水、料酒、鸡精、湿淀粉拌匀，撒上白糖，溶化后待用。香菇切成片。童子鸡破肚除杂后洗净，放入用料酒、酱油、姜末、葱花、白糖调和后的汤汁中浸渍 1 小时，然后置于大碗中，加香菇片、冬笋片，上笼蒸 20 分钟，取出浇上栀子花茸，上笼再蒸 1 分钟即可。

**疗效**：补虚强身，益精添髓。

(6) *栀子花鲤鱼*

**用料**：栀子花 5 朵，鲜鲤鱼 1 条（约 700 克），荸荠片、香菜、料酒各 50 克，精制油 500 克，葱花、姜末各 10 克，高汤 500 克，胡椒粉、鸡精、精盐、香油各适量。

**方法**：栀子花取瓣，洗净，控干水，放盆中。鲤鱼收拾干净，在鱼身两侧划几刀。锅内加水烧开，放入鲤鱼焯一下，捞出放入清水中，将鱼皮去掉。锅内放油烧至五成热，将鲤鱼整条炸熟，捞出控油。锅置火上，放油烧热，下入葱花、姜末煸出香味，放入荸荠片炒匀，加高汤、料酒、鸡精、精盐、胡椒粉烧开,再放入炸好的鲤鱼,烧开后放入香菜末,倒入放有栀子花瓣的盆中,淋上香油即成。

**疗效**:清热解毒,健脾利尿。

【注意事项】

脾虚便溏和虚火上升者忌服。

【美容方】

(1) 美发

**用料**:栀子花、石榴花、诃黎勒皮、汲石子、藁本、零陵香、白蔹、消石、地骨皮、干桑葚各 50 克,麻油 250 克,细辛、白芷各 25 克,生铁粉 150 克。

**方法**:将上述用料装入纱布袋里,放入麻油中,浸 49 日后即可蘸此油梳头。

**功效**:可润发乌发。

(2) 面脂方

**用料**:栀子花、川芎、菟丝子、丁香、零陵香、桃仁、白蔹、白芨、白僵蚕、辛夷、商陆、防风、当归、沉香、麝香各 150 克。

**方法**:除麝香外,将诸料放沙锅内加水熬煎,去渣留汁,然后放入麝香调匀,盛于瓷瓶中,睡前涂于面部。

**功效**:可祛除脸部、手部的皴黑,使之嫩白。

## 2. 白兰花

花有芳香化湿、利尿化痰、镇咳平喘等功效。

**【科名】**
木兰科

**【别名】**
白兰、白玉兰、白玉兰花、玉兰花、白缅花、缅桂花、白缅桂,北京人俗称"把兰花"。白兰花因花朵洁白、芳香似兰而得名。

**【选购与采制】**
白兰花是常绿乔木,南方地栽高达17～20米,江、浙、皖缸栽高至2～4米,北方盆栽为1～2米。若种植,可到花卉市场选购植株健壮、长势良好的苗木或盆花。如在开花时选购,还应选花多、饱满、芳香浓郁的。也可用嫁接和高压法繁殖苗木。

**【营养成分】**
花含芳香挥发油,其中主要成分为甲基-丁酸甲基和芳樟醇、醋酸甲酯、异丁酸甲酯、丁酸甲酯、乙酸乙酯、月桂烯、蒎烯等。

**【保健功效】**
(1) *白带*:白兰花10朵,鱼腥草30克,桔梗10克,甘草6克,黄芩9克,水煎服,每日1～2剂。

(2) *支气管炎*:白兰花10克,木棉花10克,茵陈30克,土茯苓30克,水煎服,每日1～2剂。

(3) *前列腺炎*:白兰花9～30克,水煎服;或配茯苓、黄连各9克,水煎服,每日1剂。

(4) **痈疮肿毒**：鲜白兰花或叶100克，捣烂，外敷患处。

(5) **咳嗽、百日咳**：白兰花5~7朵水煎，调蜂蜜适量服，每日1剂。

(6) **中暑头晕胸闷**：白兰花5~7朵，茶叶少许，开水泡服。

(7) **急性泌尿系统感染**：白兰花鲜根60克或鲜叶30克，水煎服，每日1剂。

(8) **肾盂肾炎**：白兰花根30克，水煎，代茶饮。

【食疗方】

(1) **白兰花粥**

**用料**：鲜白兰花2朵，粳米100克，蜂蜜适量。

**方法**：将白兰花瓣摘下，洗净，放入锅中加水煮成浓汁。粳米洗净，煮粥，粥熟后加入白兰花浓汁、蜂蜜，再稍煮一下即成。

**疗效**：用于止咳、补脾止带。

(2) **白兰花茶**

**用料**：白兰花2朵，绿茶3克。

**方法**：将白兰花洗净，与绿茶同用开水冲泡，代茶饮。

**疗效**：用于利尿化痰、镇咳平喘。

(3) **白兰花炒鸡丝**

**用料**：白兰花25朵，鸡肉200克，鸡蛋2个，鸡精、精盐、料酒、白糖、高汤、鸡油或麻油、湿淀粉、精制油各适量。

**方法**：白兰花取花瓣，洗净。鸡肉切丝后，放入鸡蛋清，加少许精盐、湿淀粉，拌匀入味。将鸡精、精盐、白糖、料酒、高汤、湿淀粉对成芡汁。炒锅加油烧热后，下入鸡丝快速滑散，待鸡丝变白，倒入漏勺内。锅内留少许油，放入白兰花略煸炒，马上倒入鸡丝和芡汁，翻炒均匀，淋入鸡油或麻油即成。

**疗效**：治浮肿，利小便。

(4)白兰花蛋丝汤

**用料**：鲜白兰花2朵,鲜豌豆苗25克,鸡蛋2个,鸡精、精盐、料酒、高汤、白胡椒粉、葱花、姜丝各适量。

**方法**：将白兰花的花瓣洗净,豌豆苗洗净控水,分别放入盘内。在鸡蛋液中加入鸡精、精盐、料酒,搅拌均匀。炒锅置火上,加油烧热,下入蛋液摊成薄蛋皮,取出切成丝。炒锅内再放一些油,下入葱花、姜丝煸炒出香味,倒入高汤,放鸡精、精盐、料酒、白胡椒粉、蛋丝,烧沸后下入豌豆苗、白兰花瓣,再沸时,即可盛入大汤碗内。

**疗效**：芳香化湿,镇咳平喘。

【美容方】

(1)白兰花水

**用料**：白兰花10克。

**方法**：白兰花水煎,漱口,每日数次。

**功效**：用于除口臭。

(2)白兰花冰糖饮

**用料**：白兰花30克,冰糖30克。

**方法**：将白兰花、冰糖用水炖,饭后饮服。

**功效**：用于除腋臭。

## 3. 石榴花

花有止血、消肿、调经、止带的功效。可治疗鼻衄、中耳炎、创伤出血、月经不调、红崩白带等。

【科名】

石榴科

【别名】

若榴、若榴木,因丹实垂若赘瘤,瘤谐音榴而得名。据《群芳谱》载,石榴"本出涂林安石国,汉张骞使西域得其种以归",故又名安石榴、涂林。唐代女皇武则天喜欢石榴多子,又赐名"多子丽人"。

【选购与采制】

石榴系落叶灌木或小乔木。若种植,可到果树市场购买果石榴苗木,或到花卉市场选购花石榴苗木,无论是果石榴还是花石榴,在落叶期间选购时应选枝条柔软、有弹性、根系发达的。如在开花时购买盆花,应选株型饱满,花多、花大的。也可用种子繁殖或用枝条扦插、压条繁殖。

【营养成分】

石榴每百克含水分76.8克、蛋白质1.5克、脂肪1.6克、碳水化合物16.8克、粗纤维2.7克,以及钙、磷、铁、抗坏血酸、苹果酸、柠檬酸等。

【保健功效】

(1) 鼻衄:石榴花1份,黄蜀葵花10份,共研细末,每次3克,用水送服;或单用石榴花研末,吹入鼻孔,每次0.3克。

(2) 中耳炎:取石榴花适量于瓦上焙干,研细末吹入耳内。

(3) 肺痈:石榴花、牛膝各6克,百部9克,金银花藤15

克,白芨、冰糖各30克,水煎服,每日1剂。

(4)崩漏:石榴花、侧柏叶各9克,水煎服。

(5)带下清稀:白石榴花9克,白鸡冠花15克,水煎服,每日1剂。

(6)痢疾、脱肛:白石榴花18克,水煎,分3次饭前服。

(7)烧烫伤:石榴花适量,研为细末,麻油调后外敷患处。

(8)外伤出血:石榴花适量,研细末,撒伤口处。

【食疗方】

(1)石榴花茶

**用料:**石榴花12克。

**方法:**石榴花加适量水煎服。

**疗效:**用于久痢。

(2)石榴花粥

**用料:**石榴花10克,粳米100克,白糖100克。

**方法:**粳米洗净,煮粥,粥熟时将洗净的石榴花放入,再撒上白糖,稍煮一下即可。

**疗效:**用于止血止带,为妇女常用食疗粥。

(3)石榴花饼

**用料:**鲜石榴花300克,鸡蛋100克,面粉100克,香菜50克,湿淀粉、高汤、鸡精、精盐、白糖、香醋、酱油、葱花、姜丝、大蒜茸、精制油各适量。

**方法:**鲜石榴花取瓣,洗净,沥干水,切成碎末,放入盘内。香菜切成碎末后同葱花、姜丝一起放入石榴花盆内,加少许鸡精、精盐,再将鸡蛋液、面粉放入盆内拌匀,制成石榴花馅。另用一碗加入高汤、白糖、香醋、酱油、鸡精、精盐、湿淀粉对成芡汁。炒锅置火上,加油烧至六成热,将石榴花馅挤成圆饼,逐个放入油锅内,炸至两面金黄时捞出沥油。锅内留底油,放入葱花、姜丝、蒜茸炒香,倒入芡汁炒匀,再放入石榴花饼翻炒几下,盛入盘内即可。

疗效:止血消肿,清热解毒。

(4)鱼香石榴花

用料:鲜石榴花250克,面粉100克,鸡蛋2个,鸡精、精盐、胡椒粉、酱油、白糖、香醋、泡辣椒、精制油、豆瓣酱、葱花、姜丝、蒜茸、高汤、麻油、湿淀粉、料酒各适量。

方法:将石榴花洗净,沥干水,加入鸡精、精盐拌匀腌入味。鸡蛋液内加入面粉和湿淀粉调成蛋糊。泡辣椒切成碎末。将白糖、香醋、酱油、鸡精、精盐、料酒、胡椒面、高汤、湿淀粉调成芡汁。炒锅置火上,加油烧至五成热,将石榴花放蛋糊里拌匀,用筷子挑入油锅内,炸成两面金黄时捞出沥油。炒锅内留底油,烧热放入葱花、姜丝、蒜茸、泡辣椒末、豆瓣酱煸熟,倒入芡汁,再将炸好的石榴花倒入,炒匀,淋入麻油,即可装盘。

疗效:调经止带,滋阴生津。

【美容方】

(1)黑发丹

用料:石榴花、铁丹(铁粉)、米醋各适量。

方法:将石榴花阴干研成末,和铁丹混匀,用米醋汤冲服,早晚各1次,每次3克。

功效:可使白发变黑。

(2)石榴花水

用料:石榴花适量。

方法:用石榴花泡水洗眼,每日早、中、晚各1次。

功效:用于明目。

(3)养颜

用料:石榴皮、白附子、冬瓜子、白芨各适量。

方法:将上述用料等量混合,共研成末,酒浸3日后服用。

功效:用于祛黑斑,使面部光润。

## 4. 观赏椒

观赏椒的根、茎、叶、果实和种子都可入药,性温热,味辛。具有温中散寒、活血消肿、健胃消食的功效,可治疗手疮、脚气、冻疮、胃寒疼痛、胃肠胀气、消化不良、风湿痛、腰肌痛、狗咬伤等。

【科名】

茄科

【别名】

朝天椒、天椒、五彩椒、五色椒等,由尖椒演变而来,具备尖椒的特点,但很美观,遂被人们视为观果花卉。它可自然杂交,新的变种很多,常见的有四个品种:指天椒,果细长,2～3厘米,因果梗直立,向上指天而得名"指天椒";佛手椒,因果像手指,长4～5厘米,长短不一,故而得名"佛手椒";樱桃椒,果圆球形,因仿佛像樱桃而得名"樱桃椒";五色椒,果小而圆,球形,直径小于0.8厘米,形似珍珠,又名"珍珠椒",果实初时绿色,渐次发白,成熟后变为鲜红色、橙色、黄色和紫褐色,故又得名"五色椒"或"五彩椒"。

【选购与采制】

观赏椒原是多年生草本植物,茎半木质化,多分枝,因多年老株观赏价值不高,一般作1～2年生花卉栽培。若栽培,可到花卉市场选购株型饱满、篷头多、果实多而鲜艳、有光泽的盆花。

【营养成分】

观赏椒营养价值较高,每百克含蛋白质15克、脂肪8.2克、粗纤维0.2克、钙62毫克、铁2.5毫克,以及丰富的维生素 C(有的高达 198 毫克)、维生素 $B_1$、维生素 $B_2$ 和胡萝卜素、辣椒素、辣椒红素、柠檬酸、酒石酸、苹果酸等。

**【保健功效】**

(1)胃寒疼痛、气滞腹胀:观赏椒根 60～120 克,大枣 5～10 个,水煎服。

(2)脾脏肿大:观赏椒根 60 克,水煎加牛肉炖服。

(3)风湿性关节炎:观赏椒茎适量,水煎洗痛处。

(4)顽癣:鲜观赏椒叶适量,捣烂,纱布包裹,擦患处。

(5)斑秃:观赏椒果实 10～15 个,切碎,用 3% 碘酒 100 克,浸 24 小时,外搽患处,每日 2～3 次。

(6)蛇虫咬伤(毒蛇咬伤者除外):将适量观赏椒果实捣烂,涂伤处。

(7)疟疾:取观赏椒种子,用量按年龄计算,每岁 3 粒,60 粒为限,1 日 3 次,用开水送服。

(8)狂犬、胎狗咬伤:观赏椒种子、紫苏、青苔各适量,捣烂敷患处。

**【食疗方】**

(1)观赏椒粉

**用料:**观赏椒果实适量。

**方法:**将观赏椒果实洗净,晾干炒熟,磨成粉装瓶,盖紧,吃面、炒菜时可放一些。

**疗效:**温中散寒,健胃消食。用于胃寒疼痛、消化不良等。

(2)观赏椒煮鱼

**用料:**观赏椒果实 2 只,花鲢鱼 1 条(约 600 克),葱末、姜末、蒜丝、黄酒、酱油、鸡精、精盐、香醋、白糖、高汤、精制油各适量。

**方法:**将观赏椒洗净,切丝。花鲢鱼收拾干净,在鱼身两侧划几刀,也可把鱼切成 3～4 块。锅置火上,倒入油,烧至六成热时煎鱼,待鱼两面煎好后盛入盘内。锅内放少许油,下入椒丝、蒜丝、葱末、姜末炝锅,加酱油、黄酒、精盐、白糖、高汤(或清水)适量,旺火烧沸后放入煎好的鱼,用中火烧至鱼入味,烹入香醋,加入鸡精,调好口味,见汤少时即可装盘。

**疗效**:增食欲,助消化。

(3)观赏椒叶煎饼

**用料**:观赏椒嫩叶1小盘,鸡蛋1个,面粉100克,葱花、鸡精、精盐、精制油各适量。

**方法**:取观赏椒嫩叶洗净,切碎,放大碗内,加葱花、鸡精少许,打入鸡蛋,加入面粉、精盐和清水调成稠蛋糊。烧热煎锅,倒入油,烧至四成热,用调羹舀一勺蛋糊下入锅中摊成饼,煎至两面金黄时装盘,即可食用。

**疗效**:用于手癣、脚癣、疥疮、冻疮等。

**【注意事项】**

胃及十二指肠溃疡、急性胃炎、阴虚火旺、目疾、咳嗽、肺结核、痔疮等患者忌服。此外,小儿及孕妇慎用。

## 5. 佛手

花有理气止痛、消食化痰、肃降肺气等功效。果有和中理气、止咳、芳香健胃、止痛化痰等功效。

**【科名】**

芸香科

**【别名】**

五指柑、佛手柑、佛指、佛柑花、福寿柑、蜜罗柑、蜜筒柑、佛手香橼、佛指香橼。佛手是枸橼的变种。

在民间,果实张开如指的叫"佛手"或"开佛手";果实顶端裂纹如拳的称"佛拳"或"闭佛手"。浙江金华所产佛手称为"金佛手"。

**【选购与采制】**

佛手是常绿灌木或小乔木,南方多在室外栽培,北方各地在室内盆栽越冬。在花卉市场购买苗木时,应选嫁接的植株,扦插接口应完好。嫁接的植株,根系发达,树势旺盛,开花与结果早,产量高,寿命可达50年以上。挖掘苗木时要带土球,运输时须保持土球湿润。购买盆花,应选株型整齐、枝繁叶茂、花多果大、散发香气的。

**【营养成分】**

佛手花含柠檬油素、橙皮甙、挥发油、黄酮甙等。果含挥发油、梨莺素、布枯甙、橙皮甙、苦味质等。

**【保健功效】**

(1) **肝胃气痛**:佛手花9克,乌药12克,白芍15克,水煎服。

(2) **梅核气**:佛手花、蔷薇花、玫瑰花、厚朴花、绿萼梅各6

克,水煎服。

(3) **夏日伤暑**:佛手花、厚朴花、扁豆花各 10 克,石菖蒲 3 克,水煎服。

(4) **咳嗽痰多、胸闷气急**:佛手花、橘红、甘草各 6 克,紫菀、白前、杏仁、贝母各 9 克,茯苓 30 克,水煎服,每日 2 剂。

(5) **肝气犯胃、呕吐吞酸**:佛手花、陈皮、甘草各 6 克,藿香、黄连、吴茱萸各 9 克,麦芽 30 克,水煎服,每日 1~2 剂。

(6) **食欲不振**:佛手、生姜、枳壳各 3 克,黄连 1 克,水煎服,每日 1 剂。

(7) **哮喘**:佛手 15 克,藿香 9 克,姜皮 9 克,水煎服。

(8) **传染性肝炎**:佛手 9~28 克,败酱草按年龄计算,每岁 1 克,10 岁以上每 2 岁增加 1 克,水煎,每日分 3 次服,服时加白糖,10 天为 1 疗程。

【食疗方】

(1) 佛手花粥

**用料**:佛手花 10 克,粳米 50 克,冰糖适量。

**方法**:将佛手花洗净,放锅中加水 200 克煮至 100 克。粳米洗净,煮粥,待粥熟时,加入佛手花汁、冰糖,稍煮即成。

**疗效**:用于行气止痛、和胃化痰。

(2) 佛手饮

**用料**:佛手 15 克,白糖适量。

**方法**:将佛手洗净切片,用开水冲泡,加白糖,闷 5 分钟,代茶饮,每日数次。

**疗效**:用于醒脾开胃、疏肝理气。

(3) 佛手酒

**用料**:佛手 30 克,白酒 1000 克。

**方法**:将佛手洗净,切成小丁,放入酒瓶或酒坛中,倒入白酒,封口浸泡。每隔 5 天搅拌 1 次,10 天后就可饮用。根据自己的酒量,每日睡前饮用,每次3~5克。

**疗效**:用于疏肝理气、和脾温胃。

(4) 佛手花南瓜蒸鸡

**用料**:鲜佛手花12克,鸡肉750克,老南瓜1个,鲜毛豆子250克,炒熟的粳米粉30克,葱末、姜末、花椒粉、精盐、酱油、红糖、红腐乳汁、料酒、鸡精、精制油各适量。

**方法**:将鲜佛手花去梗除萼,洗净。鸡肉剁成块。南瓜洗净,由蒂把处开一小口,取下蒂把留做盖,用长柄小勺将瓜瓤和籽挖出。毛豆子洗净。把鸡肉放碗中,用葱、姜、精盐、酱油、红糖、红腐乳汁、料酒、鸡精拌匀腌一会儿,再拌入粳米粉、精制油,同时用另一只碗把毛豆子也拌上与鸡肉相同的调料。由南瓜的开口处先装入一半毛豆子、一半佛手花,再装入鸡肉和余下的佛手花及毛豆子。盖上南瓜盖,放盆内,上笼蒸熟烂,取出即可食用。

**疗效**:补中益气,健脾养胃,疏肝解毒。

(5) 鸡蛋饼包佛手花

**用料**:鲜佛手花30克,鸡蛋4个,番茄1个,葱花、姜末、精制油、料酒、精盐、白糖各适量。

**方法**:将佛手花洗净,用白纱布吸干水,放入碗里,加精盐、白糖、料酒拌匀,腌渍入味。番茄去皮,切碎丁。炒锅置火上,倒入油烧至五成热,下入葱花、姜末煸出香味,下番茄略炒,撒入佛手花,出锅倒入碗内。鸡蛋液加精盐打成蛋糊。炒锅置火上,倒入油烧热,放入蛋糊,摊成圆饼状,待蛋液完全凝结时,把番茄和佛手花放在中间,将蛋饼两端叠起,呈半圆形,再用铲子将其翻过来,两面呈金黄时出锅,装盘即成。

**疗效**:健脾和胃,理气化痰。

**【注意事项】**

佛手花用量不宜过大,以免辛温之性伤阴耗津。

## 6. 天门冬

**具有养阴清热、清肺降火、润燥生津的功效。**

【科名】

百合科

【别名】

天冬、天冬草、地门冬、筵门冬、满冬者、武竹、天棘、月景山草,古称满冬。明代李时珍《本草纲目》载:"此草蔓茂而功同麦门冬,故名天门冬。"

【选购与采制】

天门冬是多年生常绿攀缘草本花卉,地下有簇生纺锤形或长椭圆形的肉质块根。若栽培,可到花卉市场选购株丛生长茂盛,枝叶碧绿发亮,无萎黄的盆花。也可播种繁殖,还可用分株法快速繁殖。

【营养成分】

天门冬全株含淀粉、蔗糖、瓜氨酸、丝氨酸、苏氨酸等,以及天门冬素、甾体皂甙、黏液质和多种寡糖类成分。

【保健功效】

(1)肺炎:天门冬15克,百部9克,冬瓜糖30克,水煎服。

(2)久咳失音:天门冬、麦门冬各15克,川贝6克,水煎服。

(3)热病伤津、口渴咽干、大便燥结:天门冬、党参、熟地各9克,天花粉15克,水煎服。

(4)良性乳房肿瘤、乳房包块、乳腺炎:鲜天门冬120克,剥去外皮,炖熟,每日1剂,分3次连汤服下。也可酌加黄酒同炖。

*重新认识花的价值,给你意外惊喜!*

(5)**小肠偏坠**：天门冬9克,何首乌15克,水煎,早、晚各服1次。

(6)**带状疱疹**：鲜天门冬、雄黄各适量,先将雄黄研为细末,再捣取天门冬汁液调涂患处。

(7)**痈疽肿毒**：鲜天门冬适量,剥去外皮,捣烂,外敷患处。

【食疗方】

(1)**天门冬粥**

**用料**：天门冬、粳米各50克。

**方法**：将天门冬洗净,切碎,粳米洗净,同放锅中煮成粥,温服,每日1次。

**疗效**：用于虚火牙痛。

(2)**天门冬饮**

**用料**：天门冬90克,红糖适量。

**方法**：将天门冬洗净,放锅中加水煮沸,加入红糖再煮沸,温饮,每日1次。

**疗效**：用于妇女月经过多、功能性子宫出血。

(3)**天门冬酒**

**用料**：天门冬500克,糯米750克,酒曲50克。

**方法**：先将天门冬煮汁,酒曲研末,然后将糯米蒸煮半熟,用凉开水过一遍沥干,倒入小瓮中,再将天门冬连汁倒入瓮中,加入酒曲末拌匀,加盖密封,置保温处。待7天后闻有酒香味时取出,去糟便可饮用。每日3次,每次饮10~15毫升。

**疗效**：用于肺肾阴不足引起的咳嗽、血脉失和、肢体麻木等。

(4)**天门冬萝卜汤**

**用料**：天门冬15克,萝卜250克,淡菜15克,料酒、鸡精、精盐、姜汁、葱花、高汤、胡椒粉、麻油各适量。

**方法**：将天门冬洗净,切成约2毫米厚的薄片。萝卜洗净,切成丝。淡菜洗后浸泡。锅置火上,放入 2 杯清水,将天门冬下入锅内,用中火煮至 1 杯量时,去渣留汁待用。将淡菜放锅内加 1 大碗高汤煮沸,再下入萝卜丝、天门冬汁、料酒、姜汁、精盐,煮沸后,用文火焖 3～5 分钟,放入鸡精调好口味,加点葱花,撒上胡椒粉,淋上麻油即成。

**疗效**:除疲劳,助消化,抗衰老,常食可使皮肤细腻光润。

(5)天门冬烧卖

**用料**:天门冬 50 克,猪肉糜 250 克,香菇 50 克,圆面皮 250 克,鸡蛋 2 个,糯米饭 50 克,葱末、姜汁、鸡精、精盐、白糖、料酒、香醋各适量。

**方法**:将天门冬洗净,用水泡软后切碎。香菇去蒂洗净,切碎。将天门冬、肉糜、香菇、糯米饭放入碗中,打入鸡蛋,加料酒、鸡精、精盐、白糖、葱末、姜汁搅拌成馅,用圆面皮包成烧卖,上笼蒸熟即成。

**疗效**:滋阴润燥,清肺降火。

【注意事项】

脾胃虚寒泄泻者、外感风寒致咳嗽者均忌服天门冬,并注意勿与鲤鱼同食。

【美容方】

(1)天门冬茶饮

**用料**:天门冬、侧柏叶、绿茶各 100 克。

**方法**:将上述材料分别研为细末,混匀,每次 6 克用水煎,代茶饮,每日 5～7 次,30 天为 1 疗程。

**功效**:用于治疗酒渣鼻。

(2)天门冬蜜膏

**用料**:天门冬、蜜各适量。

**方法**:将天门冬洗净晒干,同蜜捣成泥,洗面。

**功效**:用于面部增白。

## 7. 鸡冠花

花有清热利湿、收敛涩肠、凉血、止血、止泻、止带的功效。

【科名】

苋科

【别名】

红鸡冠、鸡冠头、鸡公花、鸡双枪、后庭花、玉树等。

它的穗状花序为畸形的变态肉质、扁平、扭曲折叠,宛如公鸡头上殷红的鸡冠,直立突兀,所以叫鸡冠花、鸡公花等。又仿佛是雄鸡司晨,又称为"晨曦之花"。

【选购与采制】

鸡冠花是一年生草本花卉,茎直立,高 30~100 厘米。若栽培,可到花卉市场选购株型粗短、花序大而扁、颜色鲜丽的矮型盆花。亦可在花店购买袋装的种子,于 4 月播种培植。

【营养成分】

鸡冠花含有蛋白质、脂肪、叶酸、泛酸、维生素 B 族、维生素 C、维生素 D、维生素 E、维生素 K 及 21 种氨基酸、13 种微量元素和 50 种以上的天然酶和辅酶,其中蛋白质含量高达 73%。花瓣和花籽是一种高级滋补品。

【保健功效】

(1)痔疮便血:鸡冠花 30 克,槐花 20 克,水煎服。

(2)赤白痢疾:红、白鸡冠花各 15 克,石榴皮 12 克,丽春花 6 克,水煎服。

(3)吐血、咳血:鸡冠花 30 克,侧柏叶 30 克,血余炭 30 克,水煎服。

(4)**妇女白带过多**:鸡冠花、木槿花各15克,用开水冲泡代茶饮。

(5)**细菌性痢疾**:鸡冠花9克,白头翁15克,马齿苋30克,水煎服。

(6)**月经不调**:红、白鸡冠花各15克,益母草20克,水煎加红糖调服。

(7)**荨麻疹**:白鸡冠花、向日葵茎髓各10克,冰糖30克,用水炖服。

(8)**高血压**:鸡冠花30克,红枣10个,水煎服。

【食疗方】

(1)**鸡冠花粥**

**用料**:鲜白鸡冠花250克,粳米100克,白糖15克。

**方法**:将鲜鸡冠花洗净,放入锅中,加清水煎煮取汁,再与洗净的粳米一同放入锅中,用旺火烧开,再转用文火煮至粥熟,加入白糖即成。

**疗效**:利湿润肠,凉血止血。

(2)**鸡冠花茶**

**用料**:鸡冠花30克。

**方法**:将鸡冠花洗净,切碎,用开水冲泡20分钟后,代茶频饮。

**疗效**:用于赤白带下、收敛止带。

(3)**鸡冠花糖水**

**用料**:干鸡冠花30克,白糖适量。

**方法**:将鸡冠花洗净,放入锅中,加水600克煎至200克,加白糖即成,每日早晨空腹饮用。

**疗效**:用于急性胃肠炎。

(4)**鸡冠花藕粉**

**用料**:鲜白鸡冠花100克,藕粉、白糖各25克。

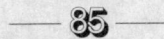

**方法**：将鸡冠花洗净，放入锅中，加清水适量煎煮，每 20 分钟取汁 1 次，共取汁 3 次。合并 3 次煎汁，用文火煮浓后冲调藕粉，搅匀，加入白糖即成。

**疗效**：用于清热调经、散瘀止带。

(5) 鸡冠花焖鸭脯

**用料**：鸡冠花 250 克，鸭脯肉 500 克，山药 300 克，油炒面粉 30 克，香叶 1 片，胡椒粉、茴香籽、陈皮、料酒、鸡精、精盐、葱花、姜末、黄油各适量。

**方法**：将鸡冠花去籽，洗净，切成大片，浸泡水中。鸭脯肉切成大片，用料酒、胡椒粉、鸡精、精盐、葱花、姜末腌渍入味。山药去皮，切段，入油锅炸成黄色，捞出，沥干油，撒上精盐待用。然后，以一层鸭脯肉、一层鸡冠花码好，每层都要均匀地撒些油炒面粉、胡椒粉、鸡精、精盐、茴香籽和陈皮，最后放入香叶，加入适量清水，置于焖锅内，用大火烧开，改用文火慢慢地焖熟，即可出锅装盘（每客份量：鸭脯肉 1 大片，鸡冠花 3 片，油炸山药 3 段，淋上黄油即可）。

**疗效**：除湿敛疮，滋肾止带。

(6) 鸡冠花蛋汤

**用料**：白鸡冠花 60 克，鸡蛋 4 个，麻油、葱末、姜末、鸡精、精盐、白糖各适量。

**方法**：将鸡冠花洗净，放入锅中，加清水 1000 克，煮熬到 600 克时，去渣留汤。汤内下入葱末、姜末，再加入鸡精、精盐、白糖少许，鸡蛋打入锅内，煮成水波蛋，盛入碗内，淋上麻油即成。

**疗效**：凉血止血，滋阴养血。

【注意事项】

脾胃功能虚弱、吸收功能不佳者，鸡冠花用量不宜过大。

## 8. 萱草

花有清热消炎、利尿消肿、凉血止血、通经下乳等功效。

【科名】
百合科

【别名】
川草花、丹棘、忘忧草、金针菜、黄花菜、日花百合、萱花、宜男花、黄花、地人参、漏芦果、鹿剑等。

【选购与采制】
萱草是多年生宿根草本花卉。若欲栽培,可在花卉市场购买盆花、切花,还可选购散装的萱草苗,还可用分株法繁殖。

【营养成分】
萱草花中含蛋白质、脂肪、糖类、粗纤维、钙、磷、铁、胡萝卜素、维生素 $B_1$、维生素 $B_2$、尼克酸等,对延缓大脑衰老十分有益。

【保健功效】
(1) 阴虚胃痛:萱草花 10 克,蜂蜜 30 克,水煎调服,每日 1 剂。

(2) 吐血、咯血、衄血:萱草花 10 克,三七 6 克,白芨 10 克,水煎服,每日 1 剂。

(3) 痢疾:萱草花 15 克,马齿苋 30 克,水煎加红糖调服。

(4) 口干咽痛:萱草花 50 克,胖大海 10 克,分 5 次用开水冲泡,加冰糖代茶饮。

(5) 产后缺乳:萱草花 10 克,加瘦猪肉或猪蹄煨汤,吃肉、花喝汤。

(6)失眠:萱草花30~50克,水煎加冰糖,于睡前服。

(7)小便疼痛:萱草花、茅草根各60克,水煎服,每日1剂。

(8)痔疮出血:萱草花、丝瓜同炒,加油、盐等调味。

【食疗方】

(1)萱草蜂蜜剂

**用料**:萱草花30克,蜂蜜100克。

**方法**:将萱草花洗净,放入锅中加水400克,小火煮烂,调入蜂蜜100克,每日服3次,细嚼慢咽。

**疗效**:用于利咽开音、滋阴生津。

(2)萱草红糖饮

**用料**:萱草花、红糖各30克。

**方法**:萱草花洗净,放入锅中加水和红糖煎汤,代茶饮。

**疗效**:用于凉血止血、祛风利尿。

(3)萱草藕节饮

**用料**:萱草花60克,藕节30克。

**方法**:将萱草花、藕节洗净,放入锅中加适量水,煎煮30分钟,取汁代茶饮。

**疗效**:凉血止血。

(4)萱草花白茅根饮

**用料**:萱草花60克,白茅根100克。

**方法**:将萱草花洗净,放入锅中,与洗净切成段的白茅根一同加水煎煮30分钟,取汁代茶饮。

**疗效**:凉血止血。

(5)鲜萱草花外敷

**用料**:鲜萱草花适量。

**方法**:将萱草花捣烂外敷。

**疗效**:用于腮腺炎。

(6)干萱草花茶

**用料:**干萱草花 3~5 朵。

**方法:**将干萱草花用温开水洗净,再用开水冲泡,闷 10 分钟后,代茶常饮。

**疗效:**用于夜盲。

(7)萱草花炒猪腰片

**用料:**干萱草花 50 克,猪腰 500 克,葱花、蒜茸、姜汁、料酒、白糖、鸡精、精盐、酱油、精制油、湿淀粉各适量。

**方法:**将萱草花洗净,用清水浸泡开,切成段。猪腰去杂,洗净,切片。炒锅置火上,加油烧热,放入葱花、蒜茸煸出香味,下入腰花爆炒,加入姜汁、料酒,再将萱草花放入锅中,加鸡精、精盐、白糖、酱油翻炒,用湿淀粉勾芡,炒匀即成。

**疗效:**滋阴养血,补肾聪耳。

(8)萱草花红烧猪肉

**用料:**干萱草花 50 克,五花猪肉 500 克,高汤 400 克,葱花、姜片、八角、鸡精、红糖、料酒、酱油、精盐、精制油适量。

**方法:**将萱草花用水泡开、洗净,切成段。五花猪肉洗净,切成方块,用开水焯一下捞出,沥水。炒锅置火上,倒入少许油烧热,放入八角炸出香味,再加入葱花、姜片、猪肉、料酒煸炒,放入酱油,将猪肉焖红,再放入萱草花、高汤、红糖、精盐,用文火炖至肉烂汁浓,撒入鸡精拌匀,即可装盘食用。

**疗效:**利水消肿,滋阴养胃。

**【注意事项】**

食用鲜萱草花容易中毒。因鲜萱草花中含有秋水仙碱,进入人体后,经胃肠缓慢吸收,逐渐被氧化成二秋水仙碱,而二秋水仙碱是一种剧毒物质。因此,皮肤瘙痒症患者,勿服。此外,根不可久服,久服易蓄积中毒。

## 9. 荷花

花有活血止血、祛湿消风、清心凉血、养心益肾、补脾涩肠、解暑除烦、生津止渴、和血安胎、消瘀止痛等功效。

**【科名】**
睡莲科

**【别名】**
荷华、芙蕖、芙蓉、水芙蓉、水芝、花中君子、莲花、菡萏、朱华、草芙蓉、水旦、芰荷等。

**【选购与采制】**
荷花是多年生草本水生花卉。可在花卉市场和鲜花店购买,花朵要大(直径可达15厘米以上),要带有新鲜的含苞欲放的花蕾。也可购买盆栽的荷花和碗栽的碗莲,还可用种藕分种在缸、盆中培育。

**【营养成分】**
荷花含有木犀草甙、异槲皮甙、山柰酚、糖类等。

**【保健功效】**

(1) **坠跌积血、心胃呕血**:将干荷花研末,用酒调服。

(2) **天疱湿疮**:用荷花瓣贴于患处。

(3) **迎风流泪**:荷花15克,红糖10克,梨1个,切块共煮,喝汤食梨,每日1剂。

(4) **热病烦躁**:荷花10克,粳米50克,先煎花汁,待粥熟时加入花汁稍煮即可,温服。

(5) **夜梦遗精**:荷花10克,莲须10克,共研细末,以醪糟调服,分4次服完,每日2次。

(6) **痈疖肿毒**:鲜荷花30~60克,冰糖15克,水煎代茶频饮。

(7) **中暑烦闷**：鲜荷花（或叶）50克，水煎加白糖调服。

(8) **赤白下痢**：将荷叶烧灰研粉，每次服6克，若为红痢，可调蜜糖汁服；若为白痢，可调砂糖饮用。

【食疗方】

(1) **荷花饮**

**用料**：鲜荷花50克。

**方法**：将鲜荷花用水煎服。

**疗效**：用于神昏嗜睡、中暑。

(2) **荷花末**

**用料**：干荷花适量。

**方法**：将干荷花研成细末，用黄酒送服。

**疗效**：用于内伤瘀血、呕血。

(3) **荷花茶**

**用料**：鲜荷花60克，冰糖20克。

**方法**：将鲜荷花洗净放锅中加水煮沸，改文火煎15分钟，加糖溶解后，代茶饮。

**疗效**：用于疮疖肿毒等症。

(4) **荷花粥**

**用料**：荷花6克，粳米50克。

**方法**：将荷花用水煎15分钟。粳米洗净，煮粥至八成熟时，放入荷花汁直至煮熟。

**疗效**：用于心火亢盛、烦躁不寐等。

(5) **荷花青鱼片**

**用料**：鲜白荷花1~2朵，净鲜青鱼肉250克，芹菜末25克，胡萝卜片25克，湿淀粉15克，鸡蛋清1个，鸡精、精盐、料酒、胡椒粉、高汤、白糖、精制油、葱花、姜末各适量。

**方法**：将荷花取瓣，洗净，切成细丝。青鱼肉顺丝切成片，放入碗内,加适量鸡精、精盐、胡椒粉、料酒、鸡蛋清、湿淀粉,搅拌均匀,腌渍入味。炒锅放油烧至四成热,将青鱼片逐片放入煎黄,捞出沥油。炒锅留少许底油烧热,下入葱花、姜末、芹菜末、胡萝卜片,煸炒出香味,放入高汤,烧开后下入青鱼片、白糖、荷花丝,煨至入味后,装盘即成。

**疗效**:补气化湿,利水消肿,升清解热。

(6) **炸荷花**

**用料**:白荷花瓣15片,豆沙馅160克,鸡蛋清2个,面粉50克,糖桂花10克,精制油适量。

**方法**:将荷花瓣洗净,用纱布吸干水分,去掉柄部,切成两片。豆沙馅分成30份,每片荷花上放1份,对叠包好待用。面粉中加入鸡蛋清和水搅拌成糊。炒锅置火上,倒入油烧至五成热,改用文火,将包好馅的荷花放入面糊里蘸一下,挂浆,入油锅中炸至浮起捞出。全部炸好后,改用中火,待油温烧至六成热,再将炸过的荷花重炸一下,边炸边用手勺拨动,见荷花片呈浅黄色时用漏勺捞出,装在盘内,撒上糖桂花即成。

**疗效**:清暑解热,升清降浊,养心安神。

【**注意事项**】

荷花干品需保存好,霉变的荷花不能食用。

【**美容方**】

(1) **鲜荷花糯米粥**

**用料**:鲜荷花瓣、冰糖各适量,糯米50克。

**方法**:将糯米洗净,放锅中加水煮至九成熟,加入洗净切成丝的荷花瓣和冰糖,煮熟服食。

**功效**:久用可面色红润,容光焕发。

(2) **黑发方**

**用料**:荷花60克,地骨皮、薄荷、莲花心各90克,汲石子30克,木香30克,人参15克。

**方法**：将上述材料研成末，用蜂蜜调成丸，每日早、中、晚各服 1 丸。

**功效**：用于乌发、抗衰老。

(3) 益发方

**用料**：干荷花 30 克，卷柏叶、白芷、川芎、防风各 15 克，零陵香 3 克。

**方法**：将上述材料切碎，装入纱布袋中，瓶中放入麻油，将纱布袋浸于油中，瓶埋土中 1 周后取出，用油涂发。

**功效**：用于治疗脱发。

(4) 玉容散

**用料**：鲜荷花 100 克，绿豆花 500 克，滑石、白芷、白附子各 15 克，冰片 6 克。

**方法**：将上述材料烘干，研成细末，早晚洗面后搽涂。

**功效**：用于祛除雀斑及鼻子上的斑点。

(5) 仙荷丸

**用料**：荷花 100 克，荷根 110 克，莲子 130 克。

**方法**：将采摘后的荷花、莲子、荷根阴放半干，用锅蒸熟后晒干，研成细末，用蜜调和加工成丸，每次服 15 克，用开水送服。

**功效**：可使皮肤润滑，皱纹平展，斑点消退，悦色延年。

## 10. 槐花

槐花有清热凉血、止血及清肝明目的功效。果实称槐角或槐实,有清热、润肝、凉血、止血的功效。

【科名】
豆科

【别名】
中国槐、国槐、护房树、细叶槐、豆槐、白槐、槐花树、槐蕊、槐米、槐角子、金药树等。

【选购与采制】
槐花是落叶乔木。花蕾可在超市购买。若自己栽种,应选三年生的苗木,高2~3米,粗壮挺拔,根舒,根土密集,用草绳扎好运回家,挖穴种植,浇足水后就无需多管理了。

【营养成分】
花蕾中含芦丁(芸香甙),水解生成槲皮素、槐花二醇、葡萄糖、葡萄糖醛酸、鼠李糖、桦木素等成分。花比花蕾含芦丁少。

槐角含芦丁、槐宝干、槲皮素、槐酚、金雀异黄素、槐糖等成分。

【保健功效】
(1)**吐血**:槐花烧存性研末,加麝香少许,酌量以糯米汤送服。

(2)**舌出血**:槐花晒干研末,敷患处。

(3)**鼻出血**:槐花、乌贼骨各等量,炒至半熟,研末吹鼻。

(4)**血崩**:槐花50克,百草霜25克,共研为末,每次取9~12克,以温酒送服。

(5)**血淋、小便出血**:炒槐花、煨郁金各50克,共研为末,每次取 6 克,以淡豉汤送服。

(6) **痔疮肿痛**:槐角、地榆各 12 克,黄芩 9 克,水煎服。

(7) **外伤出血**:槐角适量,炒黄,研末,敷患处。

(8) **便血**:槐角 15 克水煎服,1 日 2 次。

【食疗方】

(1) **槐花茶**

**用料**:槐花 15 克。

**方法**:用开水浸泡后,当茶饮。

**疗效**:用于高血压、脑血管意外。

(2) **槐菊茶**

**用料**:槐花、白菊花、绿茶各 15 克。

**方法**:将上述材料放入大茶杯中,用开水冲泡,盖严,闷 5 分钟后饮用。

**疗效**:用于头痛、头胀、眩晕等症。

(3) **槐花百草霜散**

**用料**:槐花 30 克,百草霜 15 克。

**方法**:将上述材料研细末,用水冲服。

**疗效**:用于解酒、血崩。

(4) **槐花粥汤**

**用料**:槐花 10 克,粳米 30 克,红糖适量。

**方法**:将粳米洗净,放入锅内加水煮成米汤。槐花烘干研成末,倒入米汤汁里,加些红糖拌匀饮用。

**疗效**:用于凉血、止血。

(5) **槐花酥炸大虾**

**用料**:鲜嫩槐花 160 克,虾仁 500 克,鸡蛋 3 个,料酒、鸡精、精盐、白糖、葱段、姜片、花椒盐、面粉、胡椒粉、发酵粉、精制油各适量。

**方法**:将槐花洗净,挤干水,放碗内加精盐、鸡精、料酒腌

渍。虾仁去沙线,洗净,控干水,用鸡精、精盐、料酒、白糖、胡椒粉、葱段、姜片拌匀腌渍。把面粉、发酵粉、鸡蛋清、精盐用水调匀,加精制油调成蛋清糊。炒锅置火上,加油烧至四成热,将虾仁挂上蛋清糊,下油锅炸至糊透虾熟,外呈金黄色时捞出装盘。将鲜槐花挂上蛋清糊,放入油内炸熟,捞出沥油,整齐地码在虾的周围,在盘边放上花椒盐,即可蘸食。

**疗效**:补肾壮阳,健胃化痰,清肝凉血。

(6)槐花包子

**用料**:鲜嫩槐花500克,面粉500克,猪肉250克,酱油100克,麻油、葱花各50克,骨头汤、发酵粉、食碱、糯米粉各适量。

**方法**:将槐花和猪肉分别洗净剁成末。肉末内分3次加入酱油,拌匀,再加上糯米粉,拌好,倒入骨头汤,放槐花碎末、葱花、麻油,搅拌成馅。面粉发好后,对碱揉匀,稍饧。将面团搓条揪剂,擀成圆皮包馅,做成包子,放入笼内蒸10分钟即成。

**疗效**:滋阴益肝,补血止血。

【**注意事项**】

虚寒泄泻及孕妇忌用。

【**美容方**】

(1)槐花粉

**用料**:槐花适量。

**方法**:将槐花干制,炒黄后研成细粉,每日2次,每次3克,饭后温开水服用。

**功效**:用于银屑病和护肤抗衰。

(2)槐花馒

**用料**:槐花、面粉各适量。

**方法**:将槐花的花蕾或花朵洗净,晾干或烘干后,研成细粉,掺入面粉中,按常规发酵,蒸成馒头。

**功效**:用于美容护肤。

## 11. 金银花

花和花藤有清热解毒、通筋活络的功效。

【科名】
忍冬科

【别名】
双花、金银藤、鸳鸯藤、忍冬、左缠藤、金花、银花、二宝花、灵通草、老翁须等。

【选购与采制】
金银花是常绿或半常绿缠绕藤本,长可达10余米。在花卉市场买苗时,宜在春季,小苗要带宿土,大苗要带土球并包扎好。2～3株为一丛,可栽在墙边、篱笆处,以利攀缘生长。盆栽,每年早春萌芽前换盆1次,同时换入部分新土,并施以饼肥。还可用扦插、压条、分株、播种法繁殖。扦插,除冬季外,春、夏、秋三季都可进行,春季扦插的夏季就能开花。插穗,选1年生健壮枝条,长15～20厘米,斜插入土1/2,浇足水,半个月左右就可生根。

【营养成分】
花含有多种氨基酸、水溶性氮、水溶性碳水化合物、人体必需的8种微量元素,以及绿原酸、异绿原酸、木犀草素和挥发油等。

【保健功效】
(1)**感冒**:金银花、连翘、菊花各12克,水煎服。
(2)**高血脂**:金银花12克,山楂、何首乌各10克,水煎服。
(3)**肺痈**:金银花150克,甘草30克,酒适量,水煎,每日1剂,分3次服用。

(4) 口腔炎:金银花12克,夏枯草9克,水煎服。

(5) 风湿性关节炎:金银花藤30克,豨莶草12克,水煎,每日1剂。外用可将鲜金银花或叶捣烂敷患处。

(6) 咽炎:金银花藤30克,蒲公英15克,玄参、麦门冬各10克,桔梗6克,甘草3克,水煎,每日服1剂。

(7) 湿热黄疸:金银花藤60克,加水1000克,煎至400克,早晚各服1次。

(8) 细菌性痢疾:金银花300克,黄连、黄芩各90克,制成煎剂1000克,每次服30克,每日4次。

【食疗方】

(1) 金银花菊花茶

**用料:**金银花、菊花各10克。

**方法:**将两花用开水冲泡后,代茶饮。

**疗效:**用于暑热口渴、心烦,以及冠心病、胸闷痛等。

(2) 金银花甘草茶

**用料:**金银花15克,生甘草3克。

**方法:**将金银花、生甘草用开水冲泡5分钟后,温饮代茶。

**疗效:**用于热疖、痱子、痤疮、皮炎等。

(3) 金银花地丁草茶

**用料:**金银花15克,地丁草15克。

**方法:**将金银花、地丁草用开水冲泡后,代茶饮。

**疗效:**用于咽喉炎、口腔溃疡等。

(4) 金银花连翘茶

**用料:**金银花、连翘、大青根、茅根、甘草各10克。

**方法:**将上述材料用水煎后,代茶饮。

**疗效:**用于预防脑炎、流脑等传染病。

(5) 金银花饮

**用料:**鲜金银花适量。

**方法**：将金银花用水煎汁,每日服 3 次,每次 50 克。

**疗效**：用于荨麻疹。

(6) 消疣汤

**用料**：金银花、板蓝根各 30 克,苍耳 15 克,荆芥、生甘草各 10 克,蝉蜕 8 克。

**方法**：将上述材料用水煎 3 次,取汁合并,一半分 2 次饮用,另一半外洗。

**疗效**：用于扁平疣。

(7) 金银花粳米粥

**用料**：金银花 30 克,粳米 50 克。

**方法**：将金银花煎成浓汁,粳米加水和金银花浓汁合煎成粥,每日早晚各服 1 次。

**疗效**：用于各种热毒初起、疮疡、咽喉肿痛、风热感冒、肺炎、呼吸道感染、急性菌痢、化脓性炎症、眼科急性炎症等,夏日可预防中暑。

(8) 金银花莲子粥

**用料**：金银花 25 克,通心莲 60 克,糯米 100 克,白糖适量。

**方法**：将金银花择洗干净,切碎。通心莲用清水浸泡后洗净。糯米洗净,倒入锅内加适量清水,大火烧开,放入莲子,改中火煮 3 分钟,然后放入金银花,用小火熬煮至莲熟、粥糯,再加入适量白糖,调匀即成。

**疗效**：清热解毒,健脾止泻。

(9) 金银花凉拌肉丝

**用料**：金银花 35 克,猪肉丝 250 克,小黄瓜 250 克,胡萝卜 50 克,麻油 2 克,鸡精、精盐、白糖、姜汁、葡萄酒各适量。

**方法**：将金银花取瓣,洗净沥干水。猪肉丝以沸水煮熟沥干水。小黄瓜、胡萝卜洗净用凉开水过一下,沥干水,切成丝。

然后将全部材料放入盘中,加入鸡精、精盐、葡萄酒、姜汁、白糖,搅拌均匀,稍腌片刻,食用时淋上麻油拌匀即成。

**疗效**:清热消食,通肠利便。

【美容方】

金银花荆防等细末

**用料**:金银花、荆芥、防风、桔梗、连翘、元参、赤芍、甘草、生地、黄芩、桑皮、青黛、葛花各适量。

**方法**:将上述材料研成细末,水煎服。

**功效**:用于治疗酒渣鼻。

## 12. 鸡蛋花

花有清热祛湿、解毒润肺、化痰止咳的功效,主治肠炎、细菌性痢疾、消化不良、小儿疳积、传染性肝炎、支气管炎、感冒发热等,并能预防中暑。

**【科名】**

夹竹桃科

**【别名】**

蛋黄花、擂捶花、大季花。

鸡蛋花的花冠呈筒状,外面乳白色,中心鲜黄色,宛如一只鸡蛋的蛋白与蛋黄,故得名鸡蛋花。

**【选购与采制】**

鸡蛋花是落叶小乔木或灌木,地栽高 5～7 米,盆栽约 2 米。若种植,可在花卉市场购买苗木,选枝条肥厚、肉质、光滑、叶大的,根部要带土球,并扎缚牢固。也可在春季剪取 1～2 年生的粗壮枝条进行扦插繁殖。

**【营养成分】**

花含鸡蛋花酸、甙类及挥发油。茎皮含鸡蛋甙。根含鸡蛋花素、异鸡蛋花素、褐鸡蛋花素。叶含黄酮甙。

**【保健功效】**

(1)**预防中暑**:鸡蛋花 20 克,水煎取汁,代茶饮。

(2)**细菌性痢疾**:鸡蛋花、木棉花、金银花各 9 克,水煎服。

(3)**肺热咳嗽**:鸡蛋花 3～12 克,水煎服;或用鸡蛋花、川贝、雪梨、冰糖共炖服。

(4)**急性支气管炎**:鸡蛋花 10 克,金银花 30 克,鱼腥草 30 克,加水 800 克,煎至 200 克,分 2 次服。

(5) **消化不良**：鸡蛋花20克,黄连10克,火炭母30克,车前草15克,水煎服,每日2~3剂。

(6) **急性传染性肝炎**：鸡蛋花10克,茵陈30克,秦皮9克,大黄12克,水煎服,每日1~2剂。

(7) **感冒发热**：鸡蛋花20克,菊花、金银花各10克,薄荷6克(后下),加水350克,煎至150克,分2次服。

(8) **小儿食积不思饮食、大便溏泄**：鸡蛋花9克,麦芽20克,神曲10克,布渣叶9克,水煎服,每日2剂。

【食疗方】

(1) **鸡蛋花茶**

**用料**：干鸡蛋花2克,绿茶1克。

**方法**：用开水冲泡鸡蛋花与绿茶,代茶饮。

**疗效**：清热解毒。用于消化不良等症,并可预防中暑。

(2) **鸡蛋花青梅饮**

**用料**：干鸡蛋花10克,青梅750克,白糖130克,蜂蜜200克。

**方法**：将鸡蛋花洗净,切碎。青梅洗净,捣碎后用清水浸泡,然后放锅内加适量水,用大火烧开,改中火煮20分钟,滤出汁液,再加水煮,如此3次。把3次的汁液合并,烧开,加入白糖130克,蜂蜜200克,下入鸡蛋花,拌匀烧开,即可食用。

**疗效**：消暑解渴,通利肠胃。用于暑季烦热、肠炎、菌痢、口渴、消化不良等症。

## 13. 八仙花

八仙花性寒,味苦、微辛,有小毒。花含芸香甙,叶含八仙花酚,根含白瑞香素。可治疗疟疾、烦闷、心悸、高血压、阴囊湿疹、跌打损伤等。

【科名】

虎耳草科

【别名】

聚八仙、绣球、雪球花、斗球花、紫阳花、粉团花等。

八仙花花序似球形,有8朵白色大形不孕花散于花序四周,形似八位神仙会聚在一起。

【选购与采制】

八仙花是落叶小灌木,高1~2米,丛生。可到花卉市场选购小枝粗壮、枝叶茂盛、花蕾形成的盆花。不要买盛开的盆花,因观花期短,看不到从初花到盛花的有趣变化。也可在早春时节进行分株繁殖,或在春、夏、秋三季进行扦插繁殖。

【保健功效】

(1)胸闷、心悸:八仙花根、野菊花、漆树各15克,水煎服。

(2)扁桃体炎:八仙花根适量,磨粉加醋含漱。

(3)喉烂:八仙花根适量,加醋磨汁,用鸡毛涂患处,涎出则愈。

(4)疟疾:八仙花叶9克,常山6克,水煎服。

(5)阴囊风、疥、癣:八仙花的花7克,水煎洗患处。

【食疗方】

(1)拌食八仙花

用料:八仙花适量,鸡精、精盐、白糖、陈醋、麻油各适量。

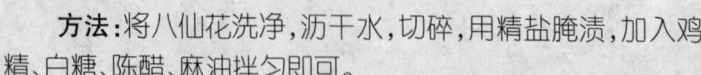

**方法**：将八仙花洗净，沥干水，切碎，用精盐腌渍，加入鸡精、白糖、陈醋、麻油拌匀即可。

**疗效**：用于治疗湿疹、疥疮、阴囊疥癞等。

(2) 八仙花叶茶

**用料**：八仙花叶片适量。

**方法**：将八仙花叶片洗净，沥干水，上笼稍蒸，晒干，放入杯中，用开水冲泡，当茶饮。

**疗效**：用于治疗疟疾等。

(3) 八仙花镶肉

**用料**：八仙花瓣1小盘，色拉油1匙，荸荠3个，肉糜200克，青豌豆15粒，胡萝卜1根，料酒、姜汁、白糖、淀粉、鸡精、精盐、精制油各适量。

**方法**：将八仙花瓣洗净，放入碗中，加1匙色拉油、半匙白糖，蒸3分钟。荸荠洗净，去皮，切成小粒。肉糜中放入荸荠、料酒、葱末、姜汁、白糖和淀粉拌匀。胡萝卜洗净，切成小丁。将肉料逐一镶在蒸好的花瓣上抹平，然后各嵌上青豌豆1粒和胡萝卜小丁1个，摆放碗内，上锅蒸熟；另将一炒锅，放油烧热，加入精盐、鸡精和湿淀粉勾芡，浇在肉花上即成。

**疗效**：润肌护肤。

(4) 八仙花叶豆腐汤

**用料**：八仙花嫩叶60克，豆腐100克，熟鸡肉50克，黑木耳20克，鸡蛋2个，高汤、葱花、白胡椒、鸡精、精盐、麻油、精制油各适量。

**方法**：将八仙花嫩叶洗净，切段。豆腐切片。鸡肉切丝。黑木耳洗净，撕成小片。锅内加油烧热，先放几粒白胡椒炸一下，用葱花炝锅后下入黑木耳煸炒，倒入高汤，煮沸后再放全部材料，加精盐，淋入鸡蛋液和少许麻油，放入鸡精即可。

**疗效**：防治疟疾。

## 14. 桃金娘

花治痰咳、咯血等。果补血滋养、安胎,治贫血、神经衰弱、耳鸣。叶收敛止泻、止血、散热毒,治急性肠胃炎、消化不良、痢疾、外伤出血。根活血通络、收敛止泻,治风湿、痹证、腰痛、泻痢、肝炎等。

【科名】

桃金娘科

【别名】

当梨子、木刀莲、多莲、唐莲、桃娘等。

【选购与采制】

桃金娘是常绿小灌木,高 0.5~2 米,枝向四方展开。若栽培,可在花卉市场购买小苗或盆花,大苗不易成活。小苗要生长健壮,枝粗叶绿,根要带土球,用塑料膜包扎好。盆花要株型丰满,有含苞欲放的花蕾,这样可观看到:花初开时玫瑰红色,后变为粉红色,最后变为白色的三变花。

【营养成分】

桃金娘果实含黄酮甙、酚类、有机酸、氨基酸、糖类。叶、枝、树皮和根都含鞣质。

【保健功效】

(1)肺结核咳血:桃金娘花 6~12 克,水煎服。

(2)孕妇贫血、病后体虚、神经衰弱:桃金娘干果 9~15 克(鲜果加倍),水煎服。

(3)血崩、吐血、刀伤出血:桃金娘果晒干,炒黑如炭,研为细末,每次服 15~30 克,以开水冲服;外伤可作外敷用。

(4)急性胃肠炎:干叶 3~6 克(鲜叶加倍),水煎服,每日

1剂。

(5)头痛或久患头痛:桃金娘鲜叶50克,加水煎成半碗,连服2~3天。

(6)小儿消化不良:桃金娘根、南天竹根各3~6克,水煎服,每日1剂。

(7)急性黄疸型传染性肝炎:桃金娘根30克,水煎服,每天1剂。

(8)糖尿病及劳伤出血:桃金娘根100克,同瘦猪肉炖服。

【食疗方】

(1)桃金娘花猪肺汤

**用料**:鲜桃金娘花30克,猪肺1只,莲子50克,葱、姜、料酒、鸡精、精盐各适量。

**方法**:将鲜桃金娘花去杂质洗净。猪肺用清水灌洗呈白色,然后在肺两边划破放净血水,入沸水中焯一下,洗净切块。葱切段,姜拍碎。莲子洗净浸泡片刻。将猪肺放入锅中,加清水、料酒、葱段、姜块,旺火烧沸,撇去浮沫,下入莲子,改文火煨至熟烂,再捞去葱段、姜块,加入桃金娘花、鸡精、精盐等烧沸,即可食用。

**疗效**:对慢性支气管炎、肺气肿、哮喘、咯血等症有疗效。

(2)桃金娘果烧青鱼

**用料**:桃金娘果50克,青鱼500克,香菇4只,葱、姜汁、料酒、酱油、精盐、鸡精、白糖、香醋、胡椒粉、精制油各适量。

**方法**:将桃金娘果洗净。青鱼洗净收拾后,控干水,切成长方块。香菇水发后洗净,切成厚片。锅置火上加油烧热,下入青鱼块,炸至浅黄色,烹入料酒,撒上葱段,放入姜汁、香菇片、酱油、精盐、白糖、清水各适量,烧开后放入桃金娘果煮至鱼熟汁浓,放入鸡精、香醋,调好口味即可装盘。

**疗效**:用于病后体衰、神经衰弱、吐血、血亏、外伤出血等。

## 15. 玉竹

根状茎有养阴、润燥、除烦、止渴、益胃、生津的功效，治热病伤阴、口燥咽干、干咳少痰、多尿、遗精、糖尿病、心脏病等症。

**【科名】**
百合科

**【别名】**
山玉竹、玉竹黄精、萎蕤、葳绥、尾参、铃铛菜、地节、西竹、海竹、津竹、广竹、竹叶三七、竹根七、竹节黄、玉术等。

**【选购与采制】**
玉竹是多年生宿根草本花卉，地下肉质根状茎肥大粗长。如欲栽培，可到花卉市场选购茎叶挺拔、根状茎肥粗、花朵多、姿态美的盆花。也可在春秋两季用播种和分株法繁殖培育。

**【营养成分】**
玉竹根状茎鲜品每百克含水分 74 克、蛋白质 1.5 克、粗纤维 3.6 克、尼克酸 0.3 克，还含有铃兰甙、铃兰苦甙、山柰酚、槲皮素、黏液质、维生素、碳水化合物等。

**【保健功效】**
(1) **胃阴不足、舌干口渴**：玉竹根状茎、麦冬各 10 克，沙参 6 克，生甘草 3 克，水煎服，每日 1 剂。

(2) **小便淋沥涩痛**：玉竹根状茎、芭蕉根、滑石各 30 克，水煎服，每日 1 剂。

(3) **目赤涩痛**：玉竹根状茎、赤芍、当归和黄连各等份，煎汁洗眼。

(4) **眼目昏花、赤痛昏暗**：玉竹根状茎 30 克，研细末，每次

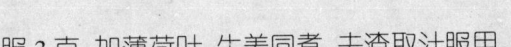

服3克,加薄荷叶、生姜同煮,去渣取汁服用。

(5)**体虚、肢体酸软、自汗、盗汗**:玉竹根状茎15克,丹参6克,水煎服。

(6)**风湿性心脏病**:玉竹根状茎250克,加水煎20分钟取汁,前后3次,合并煎液后煎煮浓缩,加入白糖300克,吸净煎液,晒干,研粉,装瓶,每次10克,以开水冲化温服。

(7)**润肺止咳**:玉竹根状茎、沙参、白及和川贝各等份,水煎服。

(8)**胸闷憋气、心痛背痛**:玉竹根状茎、川芎、红花、桂枝、薤白各等份,水煎服。

【食疗方】

(1)玉竹酒

**用料**:玉竹根状茎100克,白酒720克,白糖适量。

**方法**:将玉竹根状茎洗净切段,与白糖、白酒同放一容器内密封,放冷暗处,半年后捞出干物,用纱布过滤后即可饮用。

**疗效**:具有补肾填精、消除疲劳、健脾、润肤美容的功效,用于虚劳咳嗽、消化不良、腰膝酸痛、小便频数等。

(2)玉竹炖肉

**用料**:玉竹根状茎30克,瘦猪肉500克,料酒、葱段、姜块、精盐、胡椒粉各适量。

**方法**:将猪肉洗净切块,入沸水锅中焯去血水。玉竹洗净,切段。将肉、玉竹、葱段、姜块、料酒、精盐一起放入锅内,倒入适量水,大火烧沸,文火炖至肉熟烂,加入胡椒粉调味即成。

**疗效**:滋阴润燥,用于治疗阴虚少咳痰少、热病伤阴、消渴、烦热、体虚瘦弱、腰膝疼痛、消化不良、泄泻等。

(3)玉竹煲老鸭

**用料**:玉竹根状茎50克,沙参50克,公鸭1只,葱段、姜片、料酒、精盐各适量。

**方法**：将玉竹洗净切块。鸭去毛和内脏,处理干净。玉竹、沙参、鸭一起放入沙锅内,加水、葱段、姜片、料酒,用旺火烧沸后,改文火焖煮1小时,鸭肉熟烂后再加精盐等调料即可食用。

**疗效**：用于治疗慢性胃炎和大便秘结等。

(4) 玉竹油面筋嵌肉

**用料**：玉竹根状茎20克,猪五花肉200克,鸡蛋1个,油面筋20个,葱末、姜汁、料酒、酱油、精盐、鸡精、白糖、淀粉各适量。

**方法**：将玉竹洗净切块。猪肉剁成泥,加葱末、姜汁、料酒、酱油、精盐、白糖、鸡精、清水、淀粉各适量,打入鸡蛋,搅拌均匀成馅;用筷子将油面筋捅一小口,逐个嵌入调好的肉馅后合口放盘内待用。锅内放清水适量,下入玉竹块煮沸后改文火煨25分钟,取汁,放入嵌肉油面筋,旺火烧沸,改文火焖煮35分钟,加少许鸡精,撒葱花,调好口味即成。

**疗效**：补中益气,润肺生津,润泽皮肤。

【注意事项】

痰湿气滞者忌食。

【美容方】

玉竹粥

**用料**：玉竹鲜根状茎60克,粳米100克,冰糖适量。

**方法**：将玉竹根状茎洗净,切片,放入沙锅内加水煎取浓汁,去渣。粳米洗净,连同煎汁放入沙锅内,加适量水,用大火煮沸,改文火煮熬成粥,再用冰糖调味即成。

**功效**：既祛皱纹、消老年斑,又润肤、滋补。

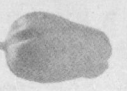

## 16. 黄精

根状茎有补中益气、滋肾润肺、滋阴补脾、强筋骨、生津的功效,可治疗阴虚、肺燥、痨嗽久咳、脾胃虚弱、风湿疼痛、倦怠乏力、糖尿病、高血压等。

【科名】
百合科

【别名】
鸡头黄精、白及黄精、黄鸡菜、毛管菜、鸡毛参、老虎姜、山姜等。

【选购与采制】
黄精是多年生宿根草本花卉,有时呈攀缘状,借叶尖卷住他物攀升,长达3米。根状茎肥厚有节,节上膨大向一侧分叉。若欲栽培,可到花卉市场选购根状茎肥粗、全株鲜绿色、花朵多而丰满、花形如串串风铃的盆花。也可在3~4月间或晚秋时,用分割的根状茎进行繁殖培育。

【营养成分】
黄精根状茎含强心甙黏液质、淀粉、糖分、蒽醌类化合物、多种氨基酸、维生素等。

【保健功效】
(1)肺痨咳血、脾肺气虚:黄精根状茎15克,粳米100克,白糖适量。先煮黄精,去渣取汁,后入粳米煮粥,加白糖调匀,空腹食用。

(2)神经衰弱、高血压、糖尿病:黄精根状茎50克,何首乌、枸杞子各30克,浸于白酒1000克中,封盖7日后空腹饮用,每日1小杯,1日3次。

(3)**低热不退、干咳少痰**：黄精根状茎、冰糖各30克，加水用文火同煮1小时，喝汤吃黄精，早晚各1次。

(4)**足癣**：黄精根状茎适量，洗净切碎加水煎熬，先用汁液浸泡足癣，然后用渣滓敷足癣处。

【食疗方】

(1)*黄精酒*

**用料**：黄精根状茎20克，白酒500克。

**方法**：将黄精洗净切片，放入盛有白酒的瓶内密封，浸泡30天，即可饮用。

**疗效**：有益脾祛湿、乌发、润血燥的功效。用于治疗面肢浮胀、发枯发白、肌体干燥易痒、心烦失眠、风湿疼痛等症。

(2)*五物延年酒*

**用料**：黄精根状茎100克，苍术120克，天门冬90克，松叶180克，枸杞子150克，白酒4000克，蜂蜜适量。

**方法**：将五种材料洗净，再将黄精、苍术、天门冬切片，置于瓷坛内，倒入白酒后盖严，置水锅内，使水淹至酒坛的4/5处，炖煮至酒沸，搅拌后对入蜂蜜，继续炖至酒沸。然后用油蜡纸密封，放置4个月即可服用，每日2次，每次15克。

**疗效**：适宜中老年人须发早白、视物昏花、风湿痹证、四肢麻木、腰膝酸软等症并有益寿延年的作用。

(3)*黄精炒鸡片*

**用料**：黄精根状茎25克，鸡胸脯肉350克，葱段、姜片、料酒、酱油、鸡汤、鸡精、精盐、白糖、淀粉、精制油各适量。

**方法**：将黄精洗净，蒸熟切片。鸡胸脯肉切片放盘内，加料酒、精盐、淀粉拌匀上浆。锅内加油烧至七成热时放入鸡片，快速煸炒，变色后放入黄精片、葱段、姜片、酱油、鸡汤（或清水），炒熟加入白糖、鸡精，调好口味即可食用。

**疗效**：滋肾润肺，强身健体。

## 17. 木 槿

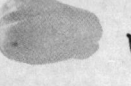

花有清热、利湿、凉血的功效。
根有清热、解毒、利湿、消肿的功效。
皮有清热、利湿、解毒、止痒、杀虫的功效。
果实有清肺化痰、解毒止痛的功效。

【科名】

锦葵科

【别名】

鸡肉花、猪油花、清明篱、打碗花、喇叭花、灯盏花、木棉、槿树、荆条、无穷花等。

因花开似碗,美如芙蓉,树皮又可制麻,故又称为"碗花麻"和"芙蓉麻"。又因每朵花开放1日,朝开暮落,故又得名"朝开暮落花"。人们常用花蒸饭或和面煎食,所以福建人又赞其为"白饭花"和"白面花"。

【选购与采制】

木槿是落叶灌木或小乔木。如若栽培,可选购枝条粗壮、根系发达的小苗,裸根或带宿土均可,种植在庭院四周。也可用扦插、播种等法繁殖。扦插于3月上中旬进行,选取粗壮的1~2年生枝条,剪成12~15厘米长的插穗,插入土中2/3,按实,充分浇水,1个月左右可出根,当年苗可高达60厘米,翌春可移栽。播种于10~11月采种,日晒脱粒,干藏,于翌年4月上旬播种,因幼苗生长慢,故家庭种植较少采用。

【营养成分】

木槿花含肥皂草甙、异牡荆素、皂甙、多量黏液质、蛋白质、脂肪,以及碳水化合物、钙、磷、铁、尼克酸等。

皮含鞣质及黏液质。

种子含锦葵酸、苹果酸、二氢苹果酸。

【保健功效】

(1)痢疾:鲜木槿花、鲜车前草各30克,鲜马齿苋60克,水煎服。

(2)痔疮出血:木槿花15克,水煎服。亦治妇女带下。

(3)咳血、吐血:鲜木槿花15克,冰糖15克,水煎服。

(4)肠风下血:木槿花、仙鹤草、冰糖各30克,水煎服。

(5)白带:木槿根皮30克,酢浆草15克,煎服,每日1剂,连服数天。

(6)阴囊湿疹(绣球风):木槿根皮、蛇床子各60克,水煎,熏洗患处。

(7)痔疮肿痛:木槿根煎汤,先熏后洗。

(8)神经性头痛:朝天子(木槿果实)烧烟熏患处。

【食疗方】

(1)木槿陈米汤

**用料**:白木槿花适量,陈米适量。

**方法**:白木槿花阴干研成末,与陈米煎成汤调服。

**疗效**:用于治疗反胃。

(2)木槿花茶

**用料**:木槿花3克,绿茶2克。

**方法**:将木槿花洗净晒干,与绿茶一起用开水冲泡,加盖闷5分钟后代茶饮。一般冲泡3次。

**疗效**:清肠止痢,通利小便。

(3)木槿冰糖饮

**用料**:木槿花30克,冰糖适量。

**方法**:木槿花炖冰糖饮服。

**疗效**:用于痢疾、吐气、下血等症。

(4) 木槿花粥

**用料:** 木槿花10朵,粳米100克,白糖适量。

**方法:** 将木槿花洗净,待粳米煮成粥时,放入木槿花、白糖,稍煮即可。

**疗效:** 清热凉血,清肠止痢。

(5) 木槿花饼

**用料:** 红木槿花15克,煎面饼(或薄饼)100克。

**方法:** 将木槿花去蒂,阴干或烘干后研成细末,用煎面饼(或薄饼)蘸木槿花末食用。

**疗效:** 祛风除湿,通利肠胃。

(6) 木槿花砂仁豆腐汤

**用料:** 白木槿花15克,阳春砂仁2克,嫩豆腐300克,鸡精、精盐、姜末、精制油、麻油各适量。

**方法:** 将木槿花洗净。炒锅置火上,倒入油烧至七成热,放入阳春砂仁、姜末煸炒出香味,除渣,加清水600克,放入豆腐片煮开,再下木槿花烧开,加入鸡精、精盐,淋上少许麻油即成。

**疗效:** 凉血止血,通利肠胃。

(7) 木槿花鲫鱼

**用料:** 木槿花15朵,鲫鱼2尾(约重750克),葱200克,姜块、鸡精、精盐、酱油、料酒、醋、白糖、精制油、麻油各适量。

**方法:** 将木槿花取瓣洗净,切成粗丝。鲫鱼收拾干净后,在鱼身两侧直刀划几下。葱分别切成葱白和葱叶。炒锅置火上,放入油烧热,将鲫鱼入油锅炸至两面呈浅黄色时捞起。锅内不留余油,将葱叶、姜块放在锅底,炸好的鲫鱼放在上面,再将葱白码在鱼上,加上料酒、精盐、酱油、白糖、清水,用旺火烧开,改用文火焖约半小时,再转用大火收汁,放入木槿花丝、鸡精、醋,淋上麻油,起锅装盘即成(锅底的葱、姜不要)。

**疗效**：健脾利湿。

**【注意事项】**

脾胃虚寒、便溏不成形者慎用。

**【美容方】**

(1) 美发

**用料**：木槿叶适量。

**方法**：将木槿叶捣汁，取液洗头。

**功效**：用于去头皮屑，使头发乌洁光亮。

(2) 治疮

**用料**：鲜木槿花适量，甜酒少许。

**方法**：将鲜木槿花加甜酒捣烂外敷。

**功效**：用于疔疮疖肿。

(3) 治癣

**用料**：木槿皮、仙人掌、野芋禾、独脚莲、羊蹄草根、油核桃、蜈蚣、壁虎、蟾蜍各适量。

**方法**：将上述材料研末，以鸡蛋调和，涂擦患处。

**功效**：用于恶癣。

## 18. 女贞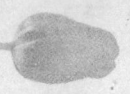

女贞子有补肝肾、强腰膝、乌须发、明目的功用。叶有清热利咽、祛风明目、消肿止痛的功能。树皮强腰膝,可治风虚和烫伤。根散气血、止气痛,主治咳嗽气喘、白带等症。

【科名】

木犀科

【别名】

桢木、将军树、大叶女贞、水蜡树、冬青。

女贞终年常绿青翠,叶子经冬而不凋,如女之贞洁,因而得名"女贞"。又因其花繁子累,木肌白腻,亦称之为"蜡树"。女贞枝叶上放养白蜡虫,生产白蜡,所以又名"虫树"。其果实又叫女贞子、冬青子、鼠梓子、女贞实等。

值得注意的是,女贞与冬青常被人误混为一物,因为它们都是常绿乔木,叶片革质,凌冬不凋。如仔细观察,区别十分明显:女贞叶对生,冬青叶互生;女贞果实蓝绿色,冬青果实红色;从植物分类学来看,女贞属于木犀科,冬青属于冬青科,两者有着本质的不同。

【选购与采制】

女贞是常绿乔木。若到花卉市场或苗圃选购苗木,应注意选苗壮、苗直、枝条开展的,根要蘸泥浆,外套蒲包或用塑料膜包扎,以保持根系湿润;欲选大苗移植,则以带土球为宜。也可买种子或自采种子于春季播种培育。

【营养成分】

女贞子含有齐墩果酸、葡萄糖、右旋甘露醇、软脂酸、硬脂酸、油酸、亚麻酸、熊果酸、棕榈酸、蚂蚁醛甙、橄榄苦甙、女贞子多糖等，此外尚含有15种氨基酸，其中谷氨酸的含量最高。

**【保健功效】**

(1) *补腰膝、壮筋骨、乌须发*：女贞子9克，旱莲草、桑葚子、枸杞子各12克，水煎服。

(2) *神经衰弱*：女贞子1000克浸米酒1000克，每天酌量饮服。

(3) *视物模糊、目眩*：女贞子9克，菊花、白芍各6克，生地、白蒺藜各12克，水煎服。

(4) *瘰疬、结核性潮热*：女贞子10克，夏枯草8克，地骨皮6克，青蒿5克，水煎，1日分3次服。

(5) *火烫伤*：女贞叶、酸枣树皮、金樱子树皮、麻油各适量，熬成膏，搽患处。

(6) *口腔炎、牙周炎*：女贞鲜叶捣汁，口含漱。

(7) *慢性气管炎*：女贞树皮或枝叶60~90克，每日1剂，水煎加糖服。

(8) *腰膝酸痛*：女贞根浸酒，随量饮。

**【食疗方】**

(1) **女贞子酒**

**用料**：女贞子90克，黄酒500克。

**方法**：将女贞子捣碎，装入瓶中，再倒入黄酒，加盖密封，放阴凉干燥处，每晚摇动数下，7天后饮用。每日早、晚各1次，空腹温服15~20克。

**疗效**：补肝肾，滋阴血，明目乌发，强筋骨，用于腰膝酸软、筋骨无力、上重下轻、头目眩晕及须发早白等。

(2) **女贞二绿茶**

**用料**：女贞子6克，绿萼梅、绿茶各3克。

**方法**：将女贞子捣碎，与绿萼梅、绿茶一起用开水冲泡，每日1剂,代茶饮。

**疗效**:疏肝理气,养阴化痰,用于气阴化热、痰热互结型梅核气。

(3)**女贞子汤**

**用料**:女贞子15克,黑芝麻、桑葚、决明子各10克,泽泻9克,红糖适量。

**方法**:将上述材料分别去杂质洗净,放入沙锅内加水煎煮,煎好滤出汤汁,加入红糖即可饮服。

**疗效**:补肝肾,养头目,润肠通便,用于肝肾阴虚所致的头晕目花、便秘及动脉硬化等。

(4)**女贞桑葚蜜汁**

**用料**:女贞子、桑葚各20克,旱莲草10克,蜂蜜适量。

**方法**:将女贞子、桑葚、旱莲草分别去杂质洗净,放入沙锅内加水煎煮,煎后滤出渣滓,将汁液放入洗净的沙锅内,加入适量蜂蜜煮沸即可饮服。

**疗效**:用于肝肾阴虚、头晕目花、须发早白、劳伤之症。久饮可使人精神焕发、脑力不衰、增强正气、健身益寿。

(5)**女贞子蒸带鱼**

**用料**:女贞子20克,带鱼250克,葱段、姜片、精盐、白糖、料酒、精制油各适量。

**方法**:将女贞子洗净捣碎,放锅中加水煎汁,去渣取汁备用。带鱼去鳍、鳃、内脏,洗净,不要刮去细鳞(鳞有营养),切成段,放入盘中,加上料酒、葱段、姜片、精盐、白糖、精制油、女贞子汁,上笼蒸至鱼肉熟而入味即可取出食用。

**疗效**:补气益血,滋养肝肾,为迁延性肝炎、慢性肝炎的辅助饮食,具有提高抗病能力、护肝、改善肝功、消除症状的作用。

## 19. 凤仙花

花有活血通经、祛风解毒、消肿止痛的功效。种子有软坚、破血、消积的功效。

**【科名】**
凤仙花科

**【别名】**
旱珍珠、透骨草、佛顶珠、海纳等。

凤仙花的花瓣5枚,侧生的4枚两两结合,成为宽展2裂的翼瓣,从而形成飞凤状,故得名"凤仙花"或"金凤花"。凤仙花的叶子似桃叶,花以红凤仙色彩最美,又名为"小桃红"。又因古代妇女用红凤仙花和明矾捣烂染指甲,亦称为"指甲花"和"染指甲草"。凤仙花还有一个十分有趣的英文名字"莫碰我",其果实成熟后,只要轻轻一碰,果瓣就会急向内转,仿佛弹弓似的,把种子向四面弹得很远,人们为此而形象贴切地称之为"急性子"。

**【选购与采制】**
如欲种植,可在花店里购买凤仙花种子,4~5月播种在庭院花坛或花盆中,新鲜种子的萌发率在95%以上,幼苗生长快,应及时间苗,可于6月初定植于园地,7~8月干旱时应及时灌溉,不使其落叶,这样可延长花期至9~10月。

**【营养成分】**
花含矢车菊素、飞燕草素、蹄纹天竺素、锦葵花素,以及山柰酚、槲皮素等。
种子含皂甙、脂肪油、甾醇、多糖、蛋白质、氨基酸、挥发油等。

重新认识花的价值,给你意外惊喜!

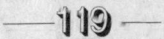

【保健功效】

(1)关节风湿痛:鲜凤仙花30克,用水煎调酒服。

(2)蛇咬伤:鲜凤仙花150克,捣烂绞汁服,渣外敷。

(3)百日咳:鲜凤仙花7~15朵,水煎服;如用冰糖炖服效果更佳。

(4)疝气肿痛:凤仙花5克,川楝子12克,橘核6克,共研为末,加烧酒冲服。

(5)中风:凤仙花60克,用500克黄酒浸泡,煎热去渣服汤,1日2次,每次30克。

(6)闭经:凤仙花、当归各10克,煎汤服,每日1剂。

(7)小儿疳积:凤仙花、牵牛花子各10克,鸡屎藤50克,共研粗末,每天取15克煎水,分3次服。

(8)治骨鲠:凤仙花嚼烂嘀化下,口中骨可下,然后用温水漱口,以免损伤牙齿。

【食疗方】

(1)凤仙花末

用料:凤仙花适量。

方法:凤仙花晒干,研成末,空腹以酒服。

疗效:用于腰肋疼痛。

(2)凤仙花饮

用料:凤仙花15克,冰糖适量。

方法:水煎服或用冰糖炖服。

疗效:用于百日咳、呕血、咯血。

(3)凤仙花乌贼

用料:凤仙花、乌贼各适量。

方法:水煎服,每日1剂。

疗效:用于白带不正常。

(4)凤仙花商陆

**用料**：凤仙花全草 30 克，商陆根 15 克，瘦猪肉适量。
**方法**：用上述材料将瘦猪肉炖熟服用。
**疗效**：用于风湿关节痛。

(5)凤仙花当归酒
**用料**：凤仙花 90 克，当归尾 60 克，白酒适量。
**方法**：将上述材料用白酒浸泡，饮用。
**疗效**：用于跌打损伤。

(6)炒凤仙花茎
**用料**：鲜凤仙花茎、水发粉丝、鸡精、精盐、酱油、精制油、葱花、姜末各适量。
**方法**：将鲜凤仙花茎择洗干净，切成长段。炒锅置火上，放入油，下入葱花、姜末煸出香味，随即下鲜凤仙花茎段翻炒，再下水发粉丝、酱油、鸡精、精盐，炒 2~3 分钟装盘即可。
**疗效**：祛风除湿，活血止痛。

(7)凤仙花熘肉片
**用料**：鲜凤仙花苗 100 克，瘦猪肉 250 克，水发木耳 20 克，鸡蛋 2 个，淀粉 10 克，酱油 5 克，高汤 100 克，麻油 2 克，鸡精、精盐、料酒、白醋、精制油、葱花、姜末、蒜茸各适量。
**方法**：将凤仙花苗洗净，用开水烫一下，再过凉水，控干，切成 2 厘米长段。瘦猪肉切成薄片，放入碗内，加精盐、蛋清、淀粉拌匀。另用一碗，把适量的精盐、酱油、料酒、鸡精、淀粉和高汤拌匀成汁。炒锅置火上，倒入油烧至四成热，将肉片入锅滑透，倒入漏勺控油。炒锅内留少许底油加热，将葱花、姜丝、蒜茸入锅煸出香味，加肉片、凤仙花苗、木耳翻炒几下，将对好的汤汁倒入，再翻炒几下，淋上麻油装盘即可。
**疗效**：活血通经，祛风解毒。

**【注意事项】**
凤仙花有小毒，应少量食用。幼儿及孕妇忌用。

【美容方】

(1) 白凤仙花泥

**用料**：白凤仙花60克,冰片5克,明矾30克,米醋300克。

**方法**：将白凤仙花、冰片、明矾共捣为泥,加米醋调匀,外搽患处。

**功效**：用于鹅掌风。

(2) 凤仙花汁

**用料**：凤仙花、川椒、大枫仁、米醋各适量。

**方法**：将上述材料共煎浓汁,外搽患处。

**功效**：用于皲裂型手癣。

(3) 凤仙花全草

**用料**：鲜凤仙花全草适量。

**方法**：将鲜凤仙花全草捣烂,外敷患处。

**功效**：用于治疗灰指甲。

## 20. 朝阳花

花盘有养肝、补肾、降压、止痛的功效。花有祛风、明目的功效。叶主治高血压、烫火伤。茎髓主治血淋、尿路结石、乳糜尿、小便不利。根主治胸胁、膀胱作痛、小便不通、跌打损伤。种子主治血痢、脓肿、食欲不振。

【科名】

菊科

【别名】

葵花、丈菊、西番菊等。

朝阳花花盘硕大,鲜艳夺目,花盘可随太阳自东向西转,故得名"朝阳花""太阳花""迎阳花""向日葵""望日葵""转日莲"等。

【选购与采制】

朝阳花是一年生草本花卉,植株粗壮,头状花序,生于茎顶。若栽培,可到花卉市场选购株高1米左右、茎粗壮实、花盘大、金光闪亮的开花盆花。也可在花店中购买种子,于4月播种培植。

【营养成分】

花含槲皮黄甙、三萜皂甙、向日葵皂甙等,其甙元是齐墩果酸和刺囊酸。

【保健功效】

(1)咳嗽、痰喘:朝阳花花盘1~2个,加冰糖炖服。

(2)哮喘:朝阳花鲜花盘30~60克,水煎服。

(3)头痛:朝阳花花盘30~60克,水煎服;或将煎液加鸡蛋1~2个同煎服。

(4)**肾炎**：朝阳花的花与麦秸各30克，煎汤频服。

(5)**明目**：朝阳花鲜花30~60克，水煎服。

(6)**口疮**：将朝阳花茎髓烧成炭，用麻油调匀，外涂患处。

(7)**疝气**：朝阳花鲜茎髓30克，水煎加红糖适量服。

(8)**烧烫伤**：将朝阳花叶研为细末，用植物油调成膏状，外涂患处。

(9)**高血压**：朝阳花叶30克（鲜品60克），土牛膝30克（鲜品60克），水煎服。

(10)**便秘**：朝阳花鲜根30克，捣烂绞汁，调蜂蜜服。

(11)**胃痛**：朝阳花根15克，小茴香9克，水煎服。

(12)**蛲虫**：朝阳花种子250克，生食。

【食疗方】

(1)**朝阳花烧猪肚**

**用料**：朝阳花花盘1个，猪肚1个，葱末、姜末、料酒、白糖、鸡精、精盐、干淀粉、碱水、蒜瓣、花椒、胡椒粉、精制油、麻油各适量。

**方法**：在朝阳花花盘上采摘花瓣，洗净放碗内；花盘洗净，加水煮成汁液，去花盘留汁待用。猪肚剖开，剔净油筋和肚皮，洗净，放入清水中加碱水浸泡2小时，然后用凉水冲洗去其碱味，下入沸水锅内氽透，捞出。将猪肚、葱末、姜末、花椒下入花盘汁液中，用大火煮沸后，改用文火煮至猪肚熟透，撇去浮沫，将猪肚起锅晾凉，切成长方片放入碗内，撒上少许干淀粉和精盐拌匀。用料酒、鸡精、精盐、胡椒粉、少许花盘汁液对成芡汁。炒锅置火上，倒入油，烧至八成热时，下入肚片，滑透，倒入漏勺，沥去油。锅内留少许油，油热下入葱末、姜末、蒜瓣炒出香味后，随即放入肚片，倒入芡汁，下入花瓣，翻炒均匀，淋上麻油，盛盘即成。

**疗效**：用于健脾胃、养肝明目、止痛、胃腹痛、头痛目昏、经痛、脾虚胃弱、腹泻等。

(2)朝阳花炒蟹蛋

**用料**:朝阳花花盘1个,螃蟹500克,鸡蛋400克,猪油800克,葱25克,鸡精、精盐、姜葱汁、胡椒粉、料酒、麻油各适量。

**方法**:在朝阳花花盘上采摘花瓣洗净,切成粒;花盘洗净,下入锅内煎煮成汁液,去花盘留汁液待用。螃蟹取下腹部(蟹脐),去掉鳃等,纵切成两半,再剁成块。葱切成粒。鸡蛋打散,放精盐、鸡精、胡椒粉、麻油、葱粒。炒锅置火上,下入猪油650克烧热,将蟹入锅过油,待蟹炒到五成熟时倒入漏勺沥油。锅接着烧热,下入猪油50克,放蟹,用姜葱汁炝锅,煸炒片刻,下入花盘的汁液250克和精盐、鸡精、胡椒粉等,盖好锅盖,用文火烧。待锅内的汤干蟹熟时,再往锅里加入猪油100克、朝阳花花瓣,开大火,将鸡蛋液徐徐倒入锅内,边倒边用手勺推动,待鸡蛋完整炒熟,淋入麻油即可。

**疗效**:清热散血,续骨止痛,养神明目。用于筋骨损伤、关节炎、头昏目赤、咽痛牙痛、小便不利等。

**【注意事项】**
孕妇忌服。

## 21. 凌霄

花有祛风凉血、破瘀通经之功。茎叶有凉血解毒、消肿散瘀之效。根可活血散瘀、解毒消肿。

【科名】
紫葳科

【别名】
古人观凌霄,附木而上,高数丈,故曰"凌霄"。此外,还有凌霄花、紫葳、武葳、倒挂金钟、藤萝花、碎骨风等别名。

【选购与采制】
凌霄是落叶木质攀缘性藤本花卉,高达10余米,生有许多气根,所以能攀附高物扶摇直上。如欲种植,可到花卉市场选购藤条坚韧、生长健壮、枝繁叶茂的苗木。也可扦插繁殖,春夏两季均可进行,如剪取气根的枝条扦插更易成活。还可以压条繁殖,百压百活,第二年就能开花。

【营养成分】
凌霄花含挥发油。叶含咖啡酸、香豆酸、阿魏酸。

【保健功效】
(1)大便后下血:凌霄花9~15克,冰糖15克,开水炖服。
(2)风疹、荨麻疹:凌霄花3~9克,水(或加陈酒)煎服;或用花30克,煎汤洗患部,洗后揩干。
(3)血瘀经闭:凌霄花6克,当归、川芎各10克,水煎加糖调服;或凌霄花、月季花各15克,益母草、丹参各25克,红花10克,水煎服。
(4)跌打损伤:凌霄花适量,捣烂敷患处;或凌霄花10克,凤仙花15克,黄酒50克,加水煮沸,取汁饮用,同时将药渣捣烂敷患处。

(5) **风湿骨痛**：凌霄茎叶、石南藤、豨莶草各 25 克,威灵仙、独活各 15 克,水煎服。

(6) **急性耳聋**：凌霄叶捣烂,取汁滴耳内。

(7) **急性肠胃炎**：凌霄根 30 克,生姜 3 片,每日 1 剂,水煎服。

(8) **肺脓肿**：凌霄根 9~15 克,炒黑,加酒 1 杯,水煎服。

【食疗方】

(1) **凌霄花茶**

**用料**：凌霄花、黑栀子各 15 克,绿茶 10 克。

**方法**：将凌霄花、黑栀子研细末,每次取 6 克与茶叶 2 克,用开水冲泡闷 20 分钟,代茶频饮。

**疗效**：可清肺泄热,用于防治痤疮等。

(2) **凌霄根炖猪肉**

**用料**：鲜凌霄根 150 克,瘦猪肉 150 克,红糖 30 克。

**方法**：将凌霄根洗净,切片放锅内,瘦猪肉洗净,切片也放锅内,加水适量,放入红糖炖煮,至肉熟去凌霄根即可,每日 1 次,吃肉喝汤。

**疗效**：用于治疗瘰疬(包括淋巴结肿大和淋巴结结核等)。

(3) **凌霄花番茄牛奶豆腐**

**用料**：凌霄花 20 克,番茄 4 个,鲜蘑菇 100 克,豆腐 200 克,牛奶 150 克,鲜汤 150 克,葱末、姜汁、鸡精、精盐、麻油、精制油各适量。

**方法**：将凌霄花切成小段。番茄洗净切成滚刀块。鲜蘑菇切成小方块。豆腐切成小方块。炒锅置火上,倒入油,油热后下入葱末、蘑菇煸炒片刻,放入凌霄花、番茄、豆腐、鲜汤、牛奶、精盐、姜汁、鸡精,中火烧至入味,淋上麻油即成。

**疗效**：有清热生津、凉血、平肝等作用。

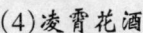

**(4)凌霄花酒**

**用料**：凌霄花30克,白酒500克。

**方法**：将凌霄花洗净,晾干后放入瓶内,加入白酒(以浸没为度),加盖密封,放置阴冷干燥处,每天摇动1次,1周后可服用,边食边添加白酒。每次服10~20克,不得过量。晚餐或临睡前饮用为宜。

**疗效**：凉血祛风,行气通络。用于痛风、慢性关节炎和关节畸形等。

【注意事项】

气血虚弱者及孕妇忌服。孕妇久经凌霄花下,还会引起坠胎,故此花又名"坠胎花"。

【美容方】

**(1)双花末**

**用料**：凌霄花、栀子花各9克。

**方法**：将凌霄花、栀子花烘干,研为细末,饭后开水冲服,每次6克。

**功效**：用于治疗酒渣鼻。

**(2)五料汤**

**用料**：凌霄花、防风各6克,菊花10克,当归、熟首乌各12克。

**方法**：将上述五种材料,用水煎汤服。

**功效**：用于全身瘙痒。

## 22. 麦冬

块根清心润肺、养胃生津、化痰止咳，用于肺燥干咳、吐血、咯血、肺痿、肺痈、虚劳烦热、消渴、热病伤津、咽干口燥、便秘溲赤等症。

**【科名】**
百合科

**【别名】**
麦门冬、山麦冬、韭叶麦冬、土麦冬、寸冬、沿阶草、书带草、家边草、绣墩草、不死药、羊韭、马韭、忍陵等。

一般将麦冬的块根亦称为麦冬，药用。

**【选购与采制】**
麦冬是多年生常绿草本花卉，须根较粗壮，根的顶端或中部常膨大成纺锤状肉质小块根。如需栽培，可到花卉市场选购地下匍匐茎细长、叶丛生于基部茂盛、狭长形的麦冬。如在5~9月开花时，花茎常低于叶丛，稍弯垂，小花淡紫色或白色。也可于4月上旬将母株挖起，进行分株繁殖。

**【营养成分】**
麦冬块根含有脂肪、蛋白质、多种氨基酸、微量元素、多种甾体皂甙、胡萝卜素、黏液质、糖类、$\beta$-谷甾醇、豆甾醇等成分。

**【保健功效】**
(1) *咳嗽*：麦冬、枇杷叶各12克，百部6克，水煎服。
(2) *肺痿咳嗽*：生麦冬15克，饴糖30克，紫菀9克，水煎常服。
(3) *吐血、咯血*：麦冬30克，白蜜60克，煎浓汁，分2

次服。

(4) **肺结核**：麦冬、地骨皮各 12 克，玉竹 9 克，银柴胡 6 克，水煎服。

(5) **咽喉肿痛**：麦冬、金银花、元参各 9 克，薄荷 3 克，水煎服。

(6) **口腔炎**：麦冬、淡竹叶各 12 克，生地 15 克，木通 6 克，水煎服。

(7) **胃酸缺少**：麦冬、石斛、牡荆各 6 克，糯稻根 9 克，水煎服。

(8) **糖尿病**：麦冬、党参、知母各 9 克，竹叶、天花粉各 15 克，生地 12 克，葛根、茯神各 6 克，五味子、甘草各 3 克，水煎服。

(9) **尿路感染**：麦冬 60 克，灯芯草 30 克，水煎服。

(10) **鼻衄**：麦冬、生地各 15 克，或加茅根 15 克，水煎服。

【食疗方】

(1) **麦冬粥**

**用料**：麦冬 10 克，红枣 2 个，粳米 50 克，冰糖适量。

**方法**：将麦冬、红枣洗净，粳米淘洗干净，一起入锅加水熬煮，待熟时放入冰糖即成，每天趁热服食。

**疗效**：养阴益胃，润肺清心。用于咽干口渴、舌红而干、心烦不眠等。

(2) **麦冬杏仁饮**

**用料**：麦冬 10 克，杏仁 6 克。

**方法**：将麦冬洗净，杏仁去皮打碎，一起放锅内加水烧开，后转文火烩煮，去渣留汁，代茶饮。

**疗效**：润肺止咳，养阴生津。

(3) **五汁饮**

**用料**：麦冬汁 10 克，藕汁 70 克，梨汁 30 克，荸荠汁 20 克，芦苇根汁25克,白糖适量。

**方法**:将上述五汁一起放锅内,加水适量,大火烧沸,转文火煮,加白糖搅匀即成。

**疗效**:生津止渴,清热解暑。用于发高烧灼伤津液而引起的口渴、吐白沫等。此外,还具有扶正抗邪、强健身体的作用。

(4)三汁饮

**用料**:麦冬10克,生地15克,藕150克,冰糖适量。

**方法**:将麦冬、生地、藕洗净切片,同放锅内加水煮沸,加入冰糖,再用文火煮50分钟,去渣滤汁,代茶饮。

**疗效**:生津润燥,止渴止呕。用于咽干、咽食艰难、反胃呕逆等。

(5)四末茶

**用料**:麦冬、玄参各4.5克,桔梗3克,甘草1.5克。

**方法**:将上述材料共研粗末,和匀,放入杯内,开水泡闷20分钟,代茶频饮。

**疗效**:润肺,生津,止渴。用于肺阴不足、喉痒咳嗽、口渴咽干等。

(6)麦冬黄瓜填肉

**用料**:麦冬5克,黄瓜1条,猪肉50克,料酒、鸡精、精盐、酱油、葱花、姜丝、白糖、鸡汤各适量。

**方法**:将麦冬、猪肉洗净,剁成茸,放碗内加入料酒、鸡精、精盐、酱油、葱花、姜丝、白糖,拌匀成馅。黄瓜洗净,去两头,用筷子掏净瓜瓤,将拌好的馅填入。锅内放鸡汤,加入黄瓜和各种调料,大火烧沸,改为文火烧煮至肉熟,出锅将黄瓜切成段,浇上原汁即成。

**疗效**:养阴润肺。用于肺痿肺燥、热病伤津、咽干口燥等。常食可增强人体正气,提高抗病能力,延年益寿。

(7)麦冬枸杞蛋肉丁

**用料**：麦冬 10 克,鸡蛋 5 个,枸杞、花生米、瘦猪肉各 30 克,鸡精、精盐、湿淀粉、精制油各适量。

**方法**：将麦冬洗净,放入沸水中煮熟,切成碎末。鸡蛋打入碗中,放精盐少许搅匀。另一碗壁中先涂上油,倒入鸡蛋隔水蒸熟,冷却后将鸡蛋切成粒状。花生米在油锅中煎脆。枸杞洗净,入沸水中略氽一下。瘦猪肉切丁。锅置旺火上,倒入油,油热下入肉丁炒熟,再倒入蛋粒、枸杞、麦冬碎末,炒匀,放精盐及湿淀粉勾芡,最后放鸡精调好口味装盘,脆花生米铺在上面即成。

**疗效**：滋补肝肾。用于慢性肝炎、早期肝硬化等。健康人食用可增强体质,防病延年。

【注意事项】

凡脾胃虚寒、泄泻者忌服。

## 23. 桔 梗

有开宣肺气、祛痰排脓的功效,可治外感咳嗽、咽喉肿痛、肺痈吐脓、胸满肋痛、痢疾腹痛等。

【科名】
桔梗科

【别名】
梗草、卢如、白药、六角荷、铃铛花、包袱花。

桔梗花含苞时,花形如僧冠,故又名僧冠帽。桔梗的嫩茎叶可食,又名四叶菜、沙油菜。

【选购与采制】
桔梗是多年生宿根草本花卉,根肥大、多肉,呈胡萝卜形。株高 30～90 厘米,有白色乳汁。如需栽培,可到花卉市场选购根部肥大粗壮、无病虫害、生长健壮的盆花。也可购买种子于 3 月中下旬播种,管理得好,当年秋季就可开花。也可分株繁殖培育。

【营养成分】
桔梗每百克嫩叶中含有水分 74 克、蛋白质 0.2 克、粗纤维 3.2 克、胡萝卜素 8.8 毫克、维生素 C 138 毫克。

每克干品叶中含钾 11 毫克、钙 27.7 毫克、镁 5.59 毫克、磷 2.25 毫克、钠 0.13 毫克、铁 0.135 毫克、锰 0.073 毫克、锌 0.035 毫克、铜 0.007 毫克。

桔梗根中含 14 种氨基酸,总含量达到 12.2%,含糖多是其特色,达 61.2%。每百克鲜根中含维生素 $B_2$ 0.44 毫克,维生素 C 10 毫克,还含有皂甙、葡萄糖、桔梗聚糖、三萜稀类物质、锌、镉、铝、铁、锰等 22 种微量元素。

【保健功效】

桔梗以根入药,春秋两季均可采挖,以秋季采挖为好,其体重质实,便于贮藏。采时挖取根部,采后洗净泥土,剥去粗皮,晒干备用。

(1)咽喉肿痛:桔梗6克,薄荷、牛蒡子各9克,生甘草6克,水煎服。

(2)痰嗽喘急:桔梗研末,每次3~4克,每日2次。

(3)牙疳臭烂:桔梗、茴香各等份,烧灰研末外敷。

(4)肺痈多痰:桔梗30克,甘草9克,水煎,为1日量,分3次温服。

(5)感冒咳嗽:桔梗10克,荆芥、防风各9克,杏仁6克,水煎服。

(6)胸满胁痛:桔梗、枳实各30克,山楂9克,水煎服。

(7)慢性细菌性痢疾:桔梗30克,水煎服,每日3次。

(8)急、慢性气管炎:桔梗、杏仁、知母、远志各6克,黄芩9克,水煎服。

【食疗方】

(1)桔梗瓜菜

用料:鲜桔梗150克,黄瓜50克,香醋、精盐、辣椒酱各适量。

方法:将桔梗洗净去皮,轻轻挤去水分,放入沸水锅内焯一下,捞出切片。黄瓜洗净去瓤切片,用精盐稍腌去水。然后将桔梗和黄瓜一起放盆中,加香醋、辣椒粉拌匀即成。

疗效:用于咽喉肿痛、外感咳嗽、消渴、烦热、目赤肿痛等。

(2)炒桔梗苗

用料:桔梗苗300克,鸡精、精盐、精制油、葱花各适量。

方法:将桔梗苗去杂质洗净切段。锅烧热后,倒入油,下葱花煸香,放入桔梗苗煸炒,加入精盐,炒至入味,下入鸡精,出锅即成。

**疗效**：有助于增强人体免疫功能,防病抗病,润泽肌肤。

(3) 腌桔梗菜

**用料**：桔梗 1000 克,酱油 500 克,辣椒粉 10 克,芝麻 20 克,鸡精、白糖各适量。

**方法**：将桔梗去杂质洗净,放在水中浸泡 1 天,捞出切成细丝,挤去部分水分,放入大钵子中,将酱油、辣椒粉、芝麻和鸡精、白糖适量混匀,倒入大钵子中与桔梗丝拌匀,隔天翻钵 1 次,7 天即为成品可食。

**疗效**：开宣肺气,祛痰排脓。用于外感咳嗽、咽喉肿痛、肺痈、胸满胁痛等。

(4) 桔梗三丝

**用料**：鲜桔梗根茎部 100 克,黄瓜丝 50 克,胡萝卜丝 50 克,鸡精、精盐、麻油、白糖各适量。

**方法**：将桔梗根茎洗净,去老皮切成丝,和黄瓜丝、胡萝卜丝、鸡精、精盐、麻油、白糖拌匀,腌渍片刻即可。

**疗效**：清热解毒,开宣肺气。

(5) 桔梗花薏仁粥

**用料**：桔梗花瓣 15 克,薏仁米 50 克,粳米 150 克,碎冰糖 20 克。

**方法**：将桔梗花瓣洗净。粳米洗净。锅内下入粳米、薏仁米,加适量清水,用旺火煮沸,改文火熬成粥,加入桔梗花瓣、碎冰糖,用勺轻轻搅匀,煮至冰糖溶化即成。

**疗效**：祛痰止咳,常食健体。

【注意事项】

由于桔梗对胃黏膜有刺激作用,故胃溃疡及其他胃病患者应慎用。此外,还应注意桔梗的用量,过量食用则会引起恶心呕吐。

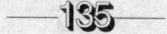

## 24. 合　欢

花有解郁理气、养心安神、镇痛利尿、活血开胃等功效。树皮有安神、活血、消肿、止痛的功效。

【科名】

豆科

【别名】

青裳、青堂、宜男、合槐、乌绒树、夜关门等。

合欢是偶数二回羽状复叶,小叶有昼开夜合的特性,所以叫合欢、合昏、夜合树。开头状花序,成簇作缨状,上半部粉红色,下半部为白色,非常绚丽,犹如戴在马颈上的绒花,故又有马缨花、绒花之称。

把未开的花蕾采下阴干,称为"合欢米"。

【选购与采制】

合欢是落叶乔木,高达 10 米以上。如欲栽培,可在花卉市场购买合欢苗木,应选茎秆粗壮、枝条开展、树冠伞状的。也可用种子繁殖,即育苗移栽。

【营养成分】

合欢花中含有合欢甙、鞣质等成分。

合欢叶中含有槲皮甙等次生物质,100 克嫩叶中含有维生素 C 约 200 毫克。

【保健功效】

(1) *心虚失眠*:合欢花、官桂、黄连、夜交藤各 9 克,用水煎服。

(2) *阳痿*:合欢花、巴戟天、仙灵脾、枸杞各 10 克,水煎服。

(3) *失眠健忘*:合欢花、萱草花各 15 克,夜交藤、郁金各 10

克,水煎服。

(4) **跌打损伤**:合欢花 12 克,研为细末,分 2 次以温酒送服。

(5) **胸闷、虚烦不安**:合欢米浸酒随量饮;亦可用合欢米 5～10 克,水煎服。

(6) **健忘多梦**:合欢米 9 克,夜交藤 24 克,石菖蒲 10 克,水煎服。

(7) **肺痈、咳出脓血**:合欢皮、鱼腥草、冬瓜仁、桃仁各 9 克,水煎服。

(8) **外伤疼痛**:合欢皮、当归、赤芍药各 9 克,桃仁、川芎各 6 克,水煎服。

【食疗方】

(1) 合欢茶

**用料**:合欢花、枸杞子各 10 克,麦饭石 20 克。

**方法**:将上述材料加水共煎煮,代茶饮。

**疗效**:用于神经性阳痿。

(2) 合欢花粥

**用料**:合欢花 30 克,粳米 50 克,红糖适量。

**方法**:将粳米洗净,放入锅内加清水煮粥,将成时放入洗净的合欢花稍煮,再加入红糖拌匀。每晚睡前 1 小时空腹服用。

**疗效**:用于愤怒忧郁、烦躁不安、骨折肿痛等。

(3) 合欢黄连饮

**用料**:合欢花、黄连、丹桂、夜交藤各适量。

**方法**:将上述材料混合,水煎服。

**疗效**:用于心肾不交失眠症等。

(4) 合欢蒸鸡肝

**用料**:合欢花、鸡肝各适量。

**方法**：将合欢花、鸡肝洗净，放碗中加精制油、精盐，蒸熟即可食用。

**疗效**：用于风火眼疾。

(5) 合欢黑豆饮

**用料**：合欢花、黑豆、小麦各 30 克，蜂蜜适量。

**方法**：将合欢花、黑豆、小麦洗净，放入锅中，加水煎汤，煮至黑豆熟烂开花，即可调入蜂蜜饮用。

**疗效**：滋肾养肝，养心安神。

(6) 合欢花香菇蒸猪肝

**用料**：鲜合欢花 40 克，鲜猪肝 200 克，香菇 20 克，葱花、姜丝、高汤、湿淀粉、麻油、酱油、料酒、白糖、鸡精、精盐各适量。

**方法**：将合欢花拣去杂质洗净。鲜猪肝洗净切成片。香菇水发切成丝。将合欢花、猪肝片、香菇丝放入碗内，加酱油、料酒、白糖、鸡精、精盐、葱花、姜丝、高汤、湿淀粉拌匀，上笼蒸或隔水蒸 13 分钟左右，蒸熟后取出，用筷子拨开摊入盘中，淋上麻油即成。

**疗效**：舒郁理气，和络安神，治风明目。常吃还能治胁痛、失眠、眼结膜炎等症。

(7) 合欢冰糖桂花酱

**用料**：合欢米 1 小盘，冰糖、桂花酱各适量。

**方法**：将合欢米除杂质洗净，沥干，淋以热水，再放入冷水中泡 30~40 分钟。锅中放入合欢米、冰糖、适量水，煮 20~30 分钟，待花蕾充分软化后停火，凉后加入桂花酱即可。

**疗效**：养心，活血，开胃。

**【注意事项】**

据动物实验表明，合欢花有催产作用，因此孕妇忌用。

**【美容方】**

(1)明珠汤

**用料**:合欢花 90 克,猪肝、猪瘦肉各 60 克,鱼肉 30 克,榨菜、精盐、白糖各适量。

**方法**:将合欢花洗净备用。猪肝洗净切片,瘦猪肉洗净剁成泥,鱼肉洗净切片,分别用精盐、白糖腌好。锅内放水烧沸,下剁碎的肉泥煮沸 20 分钟,然后再放入合欢花、猪肝片、鱼片煮沸 5 分钟,放入切碎的榨菜即可。

**功效**:吃肉喝汤,常食可明目。

(2)洗发液

**用料**:合欢皮、桑白皮、椿树皮、皂荚、生地黄各 100 克,槐枝灰 50 克,莲子汁、姜汁各 10 克。

**方法**:将用料中的前五种煎熬取汁,倒入槐枝灰中,再加后两汁搅拌均匀,对入温开水洗发,每日 1 次,3 个月为 1 疗程。

**功效**:可防脱发。

## 25. 红花

花有活血通经、去瘀止痛的功效。

**【科名】**
菊科

**【别名】**
菊红花、红花草、草红花、川红花、杜红花、南红花、刺红花、红蓝花等。

说来有趣,它所有的别名都有"红花"两字,这因它开花是红色的,故得名红花;又因属于菊科,故得名菊红花;亦因它是草本花卉,才得名红花草和草红花;还因其叶边缘有针刺,而名刺红花;中医以其花入药,称为杜红花。

值得注意的是,"红花"与"番红花"虽一字之差,但不能混为一谈,它们是不同科的两种花卉,不是"一家人"。

**【选购与采制】**
红花是一年生草本花卉,高50~100厘米。若栽培,可到花卉市场购买幼苗或种子繁殖培育。

**【营养成分】**
红花中含有红花甙、新红花甙、红花醌甙、红花素、红花黄色素、二十九烷、谷甾醇、棕榈酸、肉豆蔻酸、月桂酸、二棕榈酸甘油酯、油酸、亚油酸,此外还含有木聚糖类、脂肪油、红花多糖及16种氨基酸。

**【保健功效】**
(1)经闭、月经不调:红花15克,当归10克,益母草50克,水煎服,每日1剂。

(2)冠心病、心绞痛:红花25克,川芎25克,水煎服,每日1剂。

(3)慢性肝炎:红花9克,野菊花12克,银花12克,甘草12克,共研细末,开水冲泡饮。

(4)产后瘀血腹痛:红花9克,益母草15克,煨姜6克,水煎加红糖调服。

(5)外伤肿痛:红花10克,白酒100克,浸泡1周后取滤液,同时加1倍蒸馏水稀释,以棉球浸湿,外敷患处。

(6)褥疮:红花500克,加水700克,煎煮2小时取滤液,再熬至胶状,涂纱布上敷患处,包扎固定,隔日换1次。

(7)胃脘痛:红花、丁香、木香各6克,枳壳、五灵脂各9克,水煎服,每日1次。

(8)十二指肠溃疡:红花60克,大枣12个,加水300克,煎至150克,过滤取液,加蜂蜜60克调匀,每日空腹温服1次,再把枣吃下,连服20剂。

【食疗方】

(1)红花茶

**用料**:红花、檀香各5克,红砂糖25克,绿茶适量。

**方法**:将上述材料用开水冲泡或水煎服。

**疗效**:用于高血压、血栓塞性脉管炎、闭经和痛经等。

(2)红花饮

**用料**:红花、苏木、当归各10克,红糖、白酒各适量。

**方法**:先用水煎红花、苏木,然后加当归、白酒再煎,取汁去渣,加红糖饮用,每日3次。

**疗效**:用于月经不调、外伤肿痛等。

(3)红花酒

**用料**:红花30克,当归60克,酒适量。

**方法**:将红花、当归分别浸在50%的酒中,48小时后过滤,搅匀,加酒100克,日服3次,每次2~4克。

**疗效**:用于月经不调、痛经及子宫发育不良等。

**(4) 红花糖水**

**用料：** 红花3克，益母草15克，红糖20克。

**方法：** 将红花、益母草煎成汁，去渣，加红糖调服。

**疗效：** 用于产后瘀血下腹痛，以及瘀塞痛经。

**(5) 红花炒虾仁**

**用料：** 大虾仁600克，红花5朵，鸡蛋2个，精制油、料酒、鸡精、精盐、干淀粉、葱花、高汤各适量。

**方法：** 将红花去梗、蒂，取花瓣洗净。鸡蛋去蛋黄留蛋清。虾仁洗净，去掉泥线，沥干水，放入碗内，加鸡蛋清、精盐、干淀粉，调匀浆好。炒锅置火上，倒入油，烧至五成热时，下入虾仁滑散滑透，捞出沥油。锅内留底油，放入葱花煸出香味，倒入虾仁，再放料酒、鸡精、红花、少许高汤，烹炒均匀即成。

**疗效：** 活血调经，可治肾亏阳痿。

**(6) 红花炖牛肉**

**用料：** 红花10克，牛肉500克，胡萝卜2根，马铃薯5个，洋葱头1个，黄芽菜100克，番茄汁半杯，奶油、面粉、精盐、酱油各适量。

**方法：** 将红花去梗、蒂，取花瓣洗净。牛肉洗净，切成2大块。胡萝卜洗净切块，马铃薯、洋葱头各洗净切片。黄芽菜洗净切好。锅内放入水和牛肉、红花，文火煮40~50分钟，下入胡萝卜块，待煮软时，下入马铃薯和洋葱片，继续煮。另一炒锅放入2大匙奶油熬热，再放3大匙面粉与奶油同炒，炒至变色时将番茄汁倒入，搅匀备用。牛肉煮至快软时，从锅内取出，待冷切成薄片，放入酱油、精盐后再放回锅内。将番茄汁和奶油面粉调成的糊倒入汤内，搅匀，使汤浓稠，烧开时放入黄芽菜，再略煮片刻即成。

**疗效：** 消除疲劳，滋补体弱。

**【注意事项】**

血枯经闭者及孕妇忌服。

**【美容方】**

(1) 红花液

**用料**：红花 15 克。

**方法**：用开水冲泡红花,当茶饮,泡至颜色极淡为止。

**功效**：滋养肌肤,治扁平疣。

(2) 除斑汁

**用料**：红花、桃仁各 10 克,党参、茯苓、炒白术、川芎、生地各 15 克,炙黄芪 18 克。

**方法**：将上述材料用水煎熬为浓汁,每日 1 剂。

**功效**：活血养血,除黄褐斑。

## 26. 百合花

花有润肺平咳、清火安神、驻颜美容等功效。

【科名】

百合科

【别名】

卷丹、番山丹、倒垂莲、虎皮百合、野百合、强瞿、重箱、中庭、摩罗、中蓬花、夜合花、喇叭筒等。

百合鳞茎是由许许多多鳞片组成的,故得名百合。又因其形似蒜,其味似薯而又名蒜脑薯。

【选购与采制】

百合花是多年生球茎草本花卉。栽培时,可到花卉市场选购植株刚劲挺秀、花大洁白、淡雅芳香的盆花或切花,或购买百合花的大球鳞茎在花盆中或花坛中培植。

【营养成分】

花含有秋水仙碱等多种生物碱、淀粉、蛋白质、脂肪、钙、磷、铁,以及维生素 $B_1$、维生素 $B_2$、维生素 C、泛酸、胡萝卜素等成分。

【保健功效】

(1)天疱湿疮:干百合花研末,菜子油调匀,涂于患处。

(2)产后腹痛:百合花适量,加红糖水煎服。

(3)小儿急惊风:干百合花6~9克,水煎服。

(4)咳嗽音哑:鲜百合花 30~90 克,蜂蜜 15 克,猪肺适量,水炖服。

(5)头晕目眩:百合花3朵,皂角子7个,水煎加蜂蜜或白糖调服。

(6)**鼻出血**:鲜百合花适量,绞汁,用棉球浸蘸塞入出血的鼻孔内。

(7)**肺热咳嗽**:百合花30克与蜂蜜50克拌匀,隔水炖沸,分2次服用,连服1周。

(8)**失眠**:百合花20克,黄酒50克,隔水炖沸,晚餐后服用。

【食疗方】

(1)**百合花粥**

**用料**:百合花10克,粳米50克,白糖适量。

**方法**:将百合花洗净。粳米洗净,放锅内加水烧沸,改用文火煨熟,放入百合花和白糖拌匀,稍煮一下即可。

**疗效**:用于补益心肺。

(2)**百合花羹**

**用料**:鲜百合花200克,冰糖适量。

**方法**:将百合花放入冷水中浸泡15分钟,洗净。锅置火上,加水烧沸后,放入百合花,调以冰糖再煮沸即成。

**疗效**:对多种癌症有较好的疗效。

(3)**百合花山药粥**

**用料**:百合花10克,山药30克,粳米30克,冰糖适量。

**方法**:将百合花洗净。山药洗净,刮去外皮,切成薄片。粳米洗净,与山药一同入锅,加水煮粥,待粥快熟时加入百合花,再煮沸至粥熟,调入冰糖即可食用。

**疗效**:用于润肺止咳、健脾止泻。

(4)**百合花山楂糕汤**

**用料**:鲜百合花100克,山楂糕10克,白糖适量。

**方法**:将鲜百合花洗净控干,放碗内上笼蒸熟。山楂糕切成小片。锅内放入水,将白糖熬成糖汁,倒入百合花、山楂,煮沸即成。

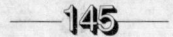

**疗效**：用于益气补血、养心安神。

(5) **百合花雪梨荸荠羹**

**用料**：百合花15克,雪梨1个,荸荠30克,冰糖适量。

**方法**：百合花洗净。雪梨洗净,去核,切碎。荸荠洗净,去皮捣烂。将三者同放锅中,加水及冰糖适量,煮熟即可食用。

**疗效**：用于润肺止咳、补心养血。

(6) **百合花鸡茸**

**用料**：鲜百合花250克,鸡肉200克,猪肥膘肉50克,香菜30克,葱50克,鲜姜15克,湿淀粉15克,鸡蛋清1个,高汤、鸡精、精盐、胡椒粉、干淀粉、白葡萄酒、精制油、麻油各适量。

**方法**：将鲜百合花洗净,用开水烫一下,晾凉,放清水中泡12小时,捞出后沥干水,放入碗中,加少许精盐、鸡精、胡椒粉腌渍入味后,撒上干淀粉待用。鸡肉剁成肉茸,猪肥膘肉洗净,也剁成肉茸,同放盘中,加入精盐、鸡精、白葡萄酒、鸡蛋清、湿淀粉,搅拌均匀(向一个方向搅拌),搅上劲后,肉茸发亮成糊状。香菜、葱、姜洗净切末待用。将碗中的百合花取出,一朵朵地裹上一层鸡与猪肉的混合泥,裹匀后,放入微开的开水锅中氽熟,以免散开,熟后捞出,入清水中浸泡。炒锅置火上,倒入油烧至五成热时,下入葱末、姜末煸出香味,放入高汤和香叶1片烧开,微煮片刻,捞出香叶,放入百合花肉茸、精盐、鸡精、白葡萄酒、胡椒粉烧开,淋入麻油,撒上香菜末,水淀粉勾芡,出锅装盘即成。

**疗效**：润肺止咳,舒胃清胆。

(7) **百合花双色蛋茸**

**用料**：鲜百合花100克,鸡蛋6个,水发白木耳25克,菠菜25克,高汤、鸡精、精盐、胡椒粉、奶油、料酒、水淀粉、葱末各适量。

**方法**：将鲜百合花择洗干净,用开水烫一下,放凉水中浸泡1天,捞出,沥干水,切成长丝。将鸡蛋中的蛋白、蛋黄分别放入两个碗里,加入适量精盐、鸡精、胡椒粉,搅拌均匀待用。锅内放适量清水烧开,先倒入蛋白,熟后捞出,沥干水,然后再下入蛋黄,熟后也捞出沥干水。炒锅烧热,放入奶油,烧至五成热时,下入葱末炒出香味,放入高汤、水发白木耳、百合花丝,加料酒、精盐、鸡精烧开,最后加入蛋白片、蛋黄片和洗净的波菜,再用水淀粉勾芡,淋少许奶油,煨浓出锅即成。

**疗效**:补气益脾,清热去痰。

【美容方】

(1) **百合薏米粥**

**用料**:百合15克,薏米30克,蜂蜜适量。

**方法**:将百合、薏米洗净,同放锅中加水煮成粥,加蜂蜜调服。

**功效**:用于消除雀斑。

(2) **百合敷膏**

**用料**:鲜百合适量,精盐少许。

**方法**:鲜百合加精盐,捣烂敷患处。

**功效**:可消疮痈红肿。

(3) **百合花煎鸡蛋**

**用料**:鲜百合花30克,鸡蛋4个,精盐、精制油、胡椒粉各适量。

**方法**:将百合花洗净,用开水烫一下,放入清水中浸泡8小时,捞出,控干,切成碎末,用胡椒粉和精盐腌渍片刻待用。鸡蛋打入碗里,放少许清水调匀,再放入适量精盐和胡椒粉,拌匀待用。炒锅置火上,倒入油烧至五成热,放入百合花末煸炒,加入搅拌均匀的鸡蛋液,用微火煎炸,待两面煎黄后,出锅切开,即可趁热食用。

**功效**:用于养颜美容。

# 秋季花卉

Qiuji Huahui

## 1. 枸杞

枸杞子有滋肾补血、养肝明目的功效。
枸杞茎叶有清热、止咳、祛风明目的功效。
地骨皮有清热凉血、退虚热的功效。

**【科名】**
茄科

**【别名】**
枸杞菜、红耳坠、血杞子、天精、地仙、枸茄、红榴榴、土杞子。

枸杞干燥成熟的果实,叫做枸杞子、杞子、狗牙子、枸杞果、枸杞豆。干燥的根皮,叫做地骨皮、枸杞根、红榴根皮、杞根、地骨、红耳坠根。枸杞的嫩茎叶,叫做枸杞头、地地菜。宁夏枸杞,被称为宁夏的"红宝"。

**【选购与采制】**
枸杞是落叶小灌木,高 1~2 米,茎丛生,枝条细长弯曲下垂或拱形匍匐,具针状枝刺,叶互生或簇生。如欲栽培,可到花卉市场选购健壮而枝条粗多的苗木或盆景。盆景要选古朴老桩、苍干虬枝的。

**【营养成分】**
枸杞幼苗(嫩茎叶)每百克中含蛋白质 5.8 克、脂肪 1 克、碳水化合物6克、粗纤维2克、胡萝卜素5.9毫克、维生素$B_1$ 0.32毫克、维生素$B_2$ 0.33毫克、维生素C 69毫克、钙155毫克、磷67毫克、铁3.4毫克。

枸杞子每百克中含蛋白质4克、脂肪0.8克、碳水化合物19.3克、钙55毫克、磷86毫克、铁1.4毫克、胡萝卜素8.6毫克、维生素$B_1$ 0.52毫克、维生素$B_2$ 0.13毫克、尼克酸1.9毫克、维生素C 34毫克,以及甜菜碱、玉米黄质、酸浆红色素和隐黄质等。

【保健功效】

(1)**肾虚腰痛**:枸杞子、金毛狗脊各12克,水煎服,每日1剂。

(2)**男子不育**:每晚取枸杞子15克,嚼碎咽下,连服2个月为1疗程,服食期间禁房事。

(3)**贫血衰弱、肾亏遗精**:枸杞子、女贞子、桑葚子各10克,水煎服。

(4)**腰痛体弱**:枸杞子30克,加蜂蜜30克,水适量,煎服,连服7天为1疗程。

(5)**头晕目眩**:枸杞子、白菊花各9克,决明子6克,水煎服。

(6)**老年性白内障(肝肾亏损型)**:枸杞子、陈皮各9克,珍珠母18克,黄精15克,菊花3克,红糖适量,水煎服,每日1剂,连服15剂。

(7)**肺热咳嗽**:地骨皮12克,桑白皮、知母各9克,黄芩、甘草各6克,水煎服。

(8)**偏头痛**:鲜枸杞根60~90克,鸡蛋、鸭蛋各1个,同煮服食。

(9)**高血压**:鲜枸杞根皮60克(或干品30克),水煎分2次服,连服30天为1疗程。

(10) **痢疾**：鲜地骨皮 60 克，公母草 30 克，水煎服。
(11) **手癣**：地骨皮 30 克，甘草 15 克，水煎外洗患处。
(12) **痔疮**：鲜枸杞茎叶适量，煎汤熏洗患处。

【食疗方】

(1) **枸杞叶粥**

**用料**：鲜枸杞叶 100 克，粳米 50 克，白糖适量。

**方法**：将鲜枸杞叶洗净加水 300 克，煮至 200 克时去叶，放入糯米、白糖，再加水 300 克煮成稀粥，早晚餐温热食用。

**疗效**：用于糖尿病以及虚劳发热、头晕目赤、夜盲症等。

(2) **枸杞叶茶**

**用料**：枸杞叶 60～100 克。

**方法**：将枸杞叶用开水泡闷 5 分钟或水煎，代茶频饮。

**疗效**：虚劳发热、烦渴、目昏，阴虚之人宜常饮之。

(3) **杞子绿茶**

**用料**：枸杞子 15 克，绿茶 3 克。

**方法**：将枸杞子和绿茶以开水冲泡，趁热频饮。

**疗效**：用于肝肾不足、性欲减退、腰膝酸软、潮热盗汗、头晕耳鸣等。

(4) **杞味茶**

**用料**：枸杞子 20～30 克，五味子 10 克。

**方法**：将枸杞子、五味子用开水泡闷 6～8 小时，代茶频饮。

**疗效**：用于肝肾阴亏、头晕目眩、消渴、遗精等，中老年人宜常饮之。

(5) **枸杞炖乳鸽**

**用料**：枸杞果 30 克，乳鸽 1 只，鸡精、麻油、胡椒粉、料酒、酱油、精盐、葱花、姜末、清汤各适量。

**方法**：将枸杞果洗净。乳鸽处理干净，放大碗内，把枸杞果装入鸽腹内,加料酒、酱油、精盐、葱花、姜末、清汤各适量。将碗中乳鸽放锅中炖1小时即可食用,食用时加鸡精、麻油和胡椒粉。

**疗效**:养阴明目。

(6)枸杞鳝鱼丝

**用料**:枸杞果50克,鳝鱼500克,料酒、鸡精、白糖、香醋、精盐、淀粉、葱花、姜丝、高汤、精制油各适量。

**方法**:将枸杞果洗净。鳝鱼收拾干净,切成丝,放碗内加料酒、精盐、淀粉拌匀上浆。锅置火上烧热,倒入油,油热时放入鳝鱼丝滑透,捞出沥油。锅内留底油,放入葱花、姜丝和枸杞果,待炒至五成熟时烹入少许高汤,再下入鳝鱼丝、鸡精、白糖、香醋炒匀,即可装盘上桌。

**疗效**:养阴补血,益精明目,祛虚增力,祛风止血。

【注意事项】

枸杞子,外邪实热,脾虚有湿及泄泻者忌服;枸杞根皮,脾胃虚寒及有假热者忌服。

【美容方】

(1)枸杞冰糖粥

**用料**:枸杞子10克,冰糖适量,粳米100克。

**方法**:将粳米洗净,放锅中加适量水,大火煮沸,加入去杂质洗净的枸杞子和冰糖,再煮沸改文火煮成粥。

**功效**:适用于须发早白,亦是很好的抗衰老粥食。

(2)美颜茶

**用料**:枸杞6克,青果、龙眼肉各5克,冰糖适量。

**方法**:将材料洗净,放入杯中加冰糖,用开水冲泡,代茶饮。

**功效**:用于美颜护肤。

## 2. 扶桑

花有清肺、化痰、凉血、解毒、利尿、消肿的功效。叶有解热毒、消痈肿的功效。根有解毒、利尿、调经的功效。

**【科名】**

锦葵科

**【别名】**

扶桑叶形似桑叶,故得扶桑之名。其花色丰富多彩,尤以红色为名贵,朱槿、赤槿、红木槿名称由此而来。由于重瓣花丰满似牡丹,故又名小牡丹、朱槿牡丹。更由于花形大,花径10~17厘米,多红色,广东地区又叫它大红花。此外,它还有桑槿、佛槿、佛桑、福桑、花上花、日及、吊钟花等雅名。

**【选购与采制】**

扶桑是常绿大灌木,茎直立而多分枝,高可达6米,盆栽高1~3米。如欲种植,可到花卉市场选购根系完整、主干粗壮、侧枝分布均匀、叶绿油光的苗木或盆花。盆花要选株型丰满、叶色碧绿、花大色艳的。也可用2年生健壮枝条进行扦插繁殖,第二年就可开花。

**【营养成分】**

扶桑花含有矢车菊素二葡萄糖甙、矢车菊素槐糖葡萄糖甙、槲皮素二葡萄甙及山柰醇、棉花素等。

茎叶含有蒲公英赛醇乙酸酯和 $\beta$-谷甾醇等。

**【保健功效】**

(1)痰火咳嗽:扶桑花、麦门冬、栀子各10克,水煎服。

(2)痢疾:扶桑花、黄芩各10克,铁苋菜30克,水煎服。

(3)急性结膜炎:扶桑花15克,金银花30克,水煎服。

(4)腮腺炎:鲜扶桑花15克,鲜木芙蓉花15克,捣烂敷患处;亦可用鲜扶桑花或叶30克,水煎服。

(5)尿路感染:花或叶15~30克,水煎服。

(6)乳腺炎、痈疽:用鲜叶或花适量,捣烂,加蜜少许,敷于患处。

(7)疔疮、疖肿、痈毒:鲜叶适量,捣烂外敷患处;或用鲜花15克,冰糖9克,开水炖服,渣外敷。

(8)小便不利:扶桑根15克,榆根白皮30克,石苇30克,海金沙藤30克,水煎服,每日1剂。

【食疗方】

(1)扶桑花茶

**用料**:扶桑花3朵,瓜蒌皮6克。

**方法**:将扶桑花、瓜蒌皮洗净,用开水冲泡,加盖闷5分钟,代茶饮。一般可冲泡3~5次。

**疗效**:用于清肺化痰。

(2)扶桑花粥

**用料**:扶桑花15克,白茅根、鲜芦根、白糖各30克,粳米100克。

**方法**:将扶桑花洗净,放入温开水中浸泡片刻,捞出备用。白茅根、鲜芦根洗净放入锅中,加水煎煮半小时,去渣取汁备用。粳米洗净,放入锅中,对入白茅根和鲜芦根的煎汁及清水,煮至粥快熟时,调入白糖和扶桑花,稍煮即成。

**疗效**:用于清热凉血、止吐衄血。

(3)扶桑花酿雪梨

**用料**:扶桑花6朵,雪梨6个,莲子50克,冰糖200克。

**方法**:将扶桑花去杂质洗净,放清水中浸泡。莲子用水泡开。雪梨洗净去皮,从蒂把处切一小段,用小刀挖出梨核,将莲子、冰糖装入梨内,盖好梨把,放入大碗内。捞出扶桑花,沥干水分插入梨上,沸水旺火上笼蒸熟。取出梨和扶桑花摆在大盘中,将碗内的糖梨汁浇上即可食用。

**疗效:** 清热化痰,生津润燥。

(4) **扶桑花鲤鱼**

**用料:** 鲜扶桑花50克,鲜鲤鱼1条(约750克),精制油、精盐、葱花、姜丝、蒜茸、料酒、酱油、湿淀粉、胡椒粉、香醋、高汤各适量。

**方法:** 将扶桑花取瓣洗净,沥干水,切成丝。鲤鱼收拾干净,用刀在鱼身两面划几刀,抹上精盐。炒锅置火上,倒入油烧至六成热,将鱼放入油锅内,两面煎至金黄色时取出沥油。锅内留余油,烧热后下姜丝、蒜茸煸出香味,依次下入煎好的鱼和高汤,用文火加热。汤沸后将鱼翻身继续烧5分钟,待鱼入味后下湿淀粉收汁,同时放入香醋、葱花,最后撒入扶桑花丝,立即装盘。

**疗效:** 清热解毒,凉血化痰。

【**注意事项**】

未育女性慎用。

【**美容方**】

*扶桑花末*

**用料:** 扶桑花适量。

**方法:** 将扶桑花阴干,研为细末,加甘油少许调匀,涂搽面部。

**功效:** 用于面部色素重者。

## 3. 落葵

全草有清热、滑肠、凉血、解毒、接骨、止痛的功效,主治阑尾炎、大便秘结、小便短涩、痢疾、便血、斑疹、疔疮、外伤出血等。

【科名】

落葵科

【别名】

落葵,藤本,花、叶可作蔬菜,茎紫红色,故又名"藤萝菜""红藤菜""胭脂菜""胭脂藤""藤菜",此外还有天葵、紫葵、胭脂豆、软姜子、染绛子、木耳菜、滑菜果等别名。

【选购与采制】

落葵是一年生缠绕草本花卉,茎长3~4米,叶绿色肉质。如需种植,可在花卉市场购买落葵种子,4月上旬播种于庭院或花盆中,也可在秋季浆果成熟呈紫黑色时采摘,除去果肉,晾干贮藏,待翌年春播。

落葵有惊人的自繁能力,当年种过的地方,明年又会长出来,原因是它的种子落在这些地方。

【营养成分】

落葵每百克嫩茎叶中含蛋白质1.7克、脂肪0.2克、碳水化合物3.1克、钙205毫克、磷29毫克、铁2.2毫克、胡萝卜素4.55毫克、维生素$B_2$ 0.13毫克、尼克酸1毫克、维生素C 102毫克等。

【保健功效】

(1)便秘、发热心烦:落葵叶(或果)30-60克,捣汁温水冲服。

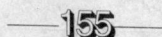

(2)发热鼻衄：鲜落葵60克，捣汁，用棉球浸渍，塞鼻内。

(3)痈疮疖肿、乳头破裂：鲜落葵叶（或花）捣烂，敷患处。

(4)胸膈积热郁闷：鲜落葵60克，浓煎汤加酒温服。

(5)小便短涩、大便干燥：鲜落葵叶100克，水煎去渣，代茶饮。

(6)阑尾炎：鲜落葵200克，水煎服，每日2次，连服数日。

(7)外伤出血：鲜落葵叶和冰糖共捣烂，敷患处。

【食疗方】

(1)炒落葵

**用料**：落葵叶250克，鸡精、精盐、葱花、精制油各适量。

**方法**：将落葵叶洗净、切段。锅置火上烧热，倒入油，放葱花煸出香味，再放入落葵煸炒，加精盐炒至熟而入味时，点入鸡精再炒匀，装盘即成。

**疗效**：用于大便秘结、小便短涩、痢疾、便血、疔疮等。

(2)落葵烧猪蹄

**用料**：落葵150克，猪蹄1只，料酒、鸡精、精盐、葱段、姜片、胡椒粉各适量。

**方法**：将落葵去杂质洗净。猪蹄去净猪毛，刮洗干净，入沸水锅中焯一下，捞出。锅置火上，放入猪蹄和适量水，大火烧沸后，改文火烧焖，加入料酒、鸡精、精盐、葱段、姜片，烧至猪蹄熟烂，加入落葵烧至入味，撒些胡椒粉即成。

**疗效**：滋补阴液，补益气血。用于手脚关节风湿痛、便秘、腰膝酸软、皮肤干燥、便血等。

(3)落葵炖母鸡

**用料**：落葵150克，母鸡1只，料酒、精盐、葱段、姜片、胡椒粉各适量。

**方法**：将落葵去杂质洗净。母鸡去毛、内脏，洗净，入沸水锅中焯一下，捞出洗去血污。锅置火上，放入母鸡和适量水，大火烧沸,改为文火炖煮,加入料酒、精盐、葱段、姜片,炖至母鸡熟烂,加入落葵烧至入味,撒上胡椒粉即成。

**疗效**:清热解毒,滑肠,补髓添精。用于胃呆食少、消渴水肿、便秘、小便频数等。

(4)落葵花煨鸭

**用料**:鲜落葵花80克,鸭大腿2只(约480克),葱10克,姜汁8克,花菇2只,料酒、鸡精、精盐、精制油各适量。

**方法**:将落葵花洗净,一切为二(花萼、苞片均可食,不要去掉)。鸭大腿处理干净,切块。葱洗净切段。花菇泡发后切片。炒锅置火上烧热,倒入油,油热下入葱段、鸭腿块、花菇片、料酒、姜汁煸炒,至香气扑鼻、鸭块呈淡黄色时,加适量清水,旺火烧沸,改文火煨至鸭肉熟烂时,加入落葵花、鸡精、精盐,再焖几分钟,见汤汁浓稠时,调好口味即成。

**疗效**:凉血解毒,接骨止痛,适合老年人和体弱者食用。

(5)落葵叶炒素

**用料**:落葵叶400克,黑木耳20克,红辣椒1只,面筋100克,葱白5克,鸡精、精盐、白糖、米醋、精制油各适量。

**方法**:将落葵叶洗净。黑木耳泡发后洗净,撕成片。红辣椒洗净切小片。面筋洗净,用开水烫一下,控干水切片。葱白洗净切片。炒锅置火上烧热,倒入油,油热下入葱白、黑木耳煸炒至熟,盛入盘内。锅内再倒入油烧热,下入红辣椒、面筋炒几下,倒入落葵叶、黑木耳,加入鸡精、精盐、米醋、白糖,烹少许水炒匀,调好口味,即可装盘。

**疗效**:凉血滑肠。用于便秘、小便短涩、外伤出血等。

【注意事项】

孕妇忌食。

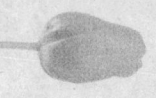

## 4. 茉莉花

花有清热解毒、理气开郁、安神辟秽、和中、利湿的功效。根有麻醉、止痛安神的功效。

**【科名】**
木犀科

**【别名】**
茶叶花、木梨花、玉麝、奈花、鬘华等。

茉莉花是从国外传入我国的,其名称由音译而得,因而古书上有多种写法,如末丽、末利、没利、抹利、抹厉等。

**【选购与采制】**
茉莉花是常绿小灌木。在花卉市场选购时,可选小枝绿色有棱、叶面微皱光亮、叶脉明显的。初夏叶腋间抽出新梢,梢顶或叶腋着生花序,有花数朵,花油白色、浓香,从初夏至晚秋开花不止。盆花宜选生长旺盛、开花多的。也可用扦插法繁殖,即4~10月采健壮成熟枝扦插,插后遮阳或保温,40~60天生根,秋季或翌年春季再移植。还可用压条法繁殖,即选粗壮长枝,弯曲至表土用泥在节间处固定,约30天生根,节间刻痕生根更快,2个月后即可剪离母株栽培。

**【营养成分】**
花含油0.2%~0.3%,油中的主要成分为苯甲醇、素馨酮、顺式－茉莉酮、二氢茉莉酮、苄醇及脂类等。其中顺式－茉莉酮有促使平滑肌收缩和降压的作用。

根的主要成分为生物碱、甾醇等。

**【保健功效】**
(1) *目赤肿痛、迎风流泪*:茉莉花适量,煎水熏洗;或茉莉花、金银花各9克,菊花6克,煎水内服。

(2)**腹胀腹泻**:茉莉花、木香花各5克,仙鹤草15克,车前草30克,水煎服。

(3)**暑热脘闷**:茉莉花、绿茶各3克,藿香叶、荷叶各6克,开水冲泡,频饮,亦有清暑开胃的作用。

(4)**肝胃气痛**:茉莉花5克,丁香花3克,黄酒50克,一起隔水炖服。

(5)**痢疾**:茉莉花10克,酒酿50~100克,隔水一起炖服。

(6)**中耳炎**:茉莉花根适量,浸入菜油中数日,拭净耳道,取油滴耳。

(7)**失眠**:茉莉花根9~15克,水煎服。

(8)**跌打损伤**:茉莉花根1克,川芎3克,研为细末,黄酒冲服。

【食疗方】

(1)**茉莉花饮**

**用料**:茉莉花适量。

**方法**:将茉莉花隔水炖后,代茶饮。

**疗效**:用于健脾理气。

(2)**茉莉花露**

**用料**:茉莉花适量。

**方法**:将茉莉花切碎后水煎,留取蒸馏液,即茉莉花露,每日服3次。

**疗效**:用于胸闷、恶心、胃痛。

(3)**茉莉花青茶**

**用料**:茉莉花6克,青茶10克,石菖蒲6克。

**方法**:将上述材料用水煎服。

**疗效**:用于痢疾。

(4)**茉莉花野菊花汤**

**用料**:茉莉花6克,野菊花、千里光各10克。

**方法**:将上述材料水煎,内服并熏洗患处。

**疗效**:用于目赤肿痛。

(5)茉莉花鲢鱼头

**用料**:茉莉花15克,鲢鱼头1个。

**方法**:用水将两者炖熟食用。

**疗效**:用于头晕、头痛。

(6)茉莉花羊肉末豆腐

**用料**:茉莉花10朵,羊肉末150克,豆腐300克,水发香菇10克,葱花15克,姜末5克,麻油、番茄酱各25克,鸡精、精盐、白糖、白醋各适量。

**方法**:将茉莉花取瓣洗净。豆腐切成小块。水发香菇切成小丁。炒锅置火上,放麻油烧至五成热,下入葱花、姜末煸出香味,再下羊肉末煸炒,然后放入香菇小丁、豆腐小块,烧熟后放番茄酱、白糖、白醋、鸡精、精盐烧开,撒上茉莉花瓣,出锅装盘即成。

**疗效**:疏肝理气,健脾温阳。

(7)茉莉花瓣黄鳝片

**用料**:茉莉花25朵,黄鳝500克,葱花、姜末、麻油各5克,鸡精、精盐、白糖、料酒、湿淀粉、精制油各适量。

**方法**:将茉莉花取瓣洗净,放入清水内浸泡一下,控干。黄鳝活杀,去头、内脏、脊骨,用少许精盐腌去黏液,放入沸水中烫一下,取出,用冷水洗净,切成片,放入碗内加精盐、湿淀粉,腌渍上浆。炒锅置火上,放入油烧热,下葱花、姜末煸出香味,再下黄鳝,加入料酒、白糖、鸡精和精盐调味,最后用湿淀粉勾芡,撒上茉莉花瓣,炒匀,淋上麻油,出锅装盘即成。

**疗效**:补脾和胃,理气消食。

【注意事项】

茉莉花根有毒,孕妇及小儿忌内服。

【美容方】

(1) 茉莉花柏子仁油

**用法**:茉莉花、辛夷花、侧柏叶、木瓜各100克,柏子仁200克,菜子油适量。

**方法**:先将茉莉花、辛夷花、侧柏叶、木瓜浸于菜子油中半月,再将柏子仁榨油,将两种油混匀,涂患处,早晚各涂1次。

**功效**:用于防治脱发。

(2) 茉莉花减肥茶

**用料**:茉莉花、白果叶、荷叶、香附子、山楂片、乌龙茶各适量。

**方法**:将上述材料用开水冲泡后,闷5分钟,代茶饮。

**功效**:用于单纯性肥胖。

## 5. 夜来香

花有清热消肿、平肝明目、驻颜美容、生肌润肤等功效。

**【科名】**
萝藦科

**【别名】**
夜香花、夜兰香、夜丁香、夜香蕉等。

夜来香开花期5~9月,伞状聚伞花序腋生,花多至50朵,黄绿色,清香味浓,夜间更香,故有"夜来香""夜香花"之称。此外,夜来香结膏葖果,外果皮厚,似香蕉形状,故有"夜香蕉"之别名。

**【选购与采制】**
夜来香是藤状灌木,有乳汁。如欲栽培,可到花卉市场选购老枝粗壮灰褐色、幼枝柔软黄绿色,或开花时花多,香气浓郁的盆花。也可购买种子,4月播种育苗,培育开花。

**【营养成分】**
花含挥发油,种子含脂肪油,油中含亚麻酸甘油酯。

**【保健功效】**
(1) **肝虚眼病、见风流泪**:夜来香6克,枸杞子20克,水煎代茶饮。

(2) **急性结膜炎**:夜来香30克,地耳草40克,煎水熏洗患眼,每日3次。

(3) **角膜炎**:夜来香叶3~6克,水煎服;或用夜来香果实1个,剖开,水煎服。

(4) **筋骨疼痛**:夜来香、散血草、透骨消、大马蹄、巴岩姜各

15克,煨水服。

(5) 已溃疮疖脓肿:夜来香鲜叶适量,用开水烫后贴患处。

(6) 脚和小腿两侧外伤糜烂:夜来香鲜叶与猪肥肉捶烂,敷于患处。

(7) 风湿病:夜来香根30克,铁筷子根15克,两者泡酒饮服,1日2次,每次15克。

(8) 感冒、喉炎:夜来香根9克,水煎服。

【食疗方】

(1) 夜来香豆腐

**用料**:夜来香花30朵,豆腐400克,葱花、姜末、鸡精、精盐、麻油、精制油、高汤各适量。

**方法**:将夜来香花洗净。豆腐切成小方丁。炒锅置火上,倒入油,放入葱花、姜末煸出香味,再放高汤、鸡精、精盐、豆腐丁烧开,撒上夜来香,淋上麻油即成。

**疗效**:用于补益气血、清热明目。

(2) 夜来香猪心

**用料**:夜来香花25朵,猪心250克,大蒜瓣、葱、姜、鸡精、精盐、精制油、胡椒粉、湿淀粉、料酒、高汤各适量。

**方法**:将夜来香花洗净。葱洗净,切段。姜、蒜瓣洗净,切片。猪心洗净切片,放碗内加鸡精、精盐、料酒、湿淀粉,上浆入味。炒锅置火上,倒入油烧至八成热,放入猪心,用勺拨散滑透,捞出控油。锅内留底油,烧热放入葱、姜、蒜,煸出香味,放入猪心,加上鸡精、精盐、料酒、胡椒粉、湿淀粉和高汤翻炒,下入夜来香花瓣,炒拌均匀即可食用。

**疗效**:用于养心安神、清肝明目。

(3) 夜来香炒虾仁

**用料**:鲜夜来香花50朵,鲜河虾400克,鲜嫩豌豆40克,葱末、姜末、白胡椒粉、玉米粉、小苏打、鸡蛋清、湿淀粉、高汤、精制油、麻油、鸡精、精盐各适量。

**方法**:将夜来香花洗净,用冷开水过一下,沥干水。豌豆洗净,控干水。河虾洗净去头,剥成虾仁,用干净纱布汲干水,放入精盐、白胡椒粉、小苏打、鸡蛋清、鸡精、玉米粉各适量调匀浆好。再用一只碗,放入少许高汤、鸡精、精盐、白胡椒粉、湿淀粉、麻油对成汁。锅置火上,放入油,烧至四成热,放入虾仁,用炒勺轻轻拨散滑透,捞起沥油。锅内留底油,烧热后下入葱末、姜末,煸出香味,放入鲜豌豆、虾仁和对好的芡汁,翻炒均匀,调好口味,盛入盘内,再将鲜夜来香花瓣撒在虾仁上即可食用(注意浆鲜虾仁时不要放酒,否则会影响虾仁的脆嫩)。

**疗效**:益肾强精,养肝滋阴。

(4)夜来香炒鸡丝

**用料**:鲜夜来香花50朵,鸡脯肉500克,鸡蛋3个,葱末、姜末、干淀粉、湿淀粉、料酒、鸡精、精盐、白糖、麻油、精制油、高汤各适量。

**方法**:将夜来香花去蒂洗净。鸡脯肉洗净切丝。鸡蛋去蛋黄留蛋清,打入碗内,放些淀粉调成稀糊。鸡丝沥干水后,放料酒、鸡精、精盐,加入蛋清糊搅匀。另用一只碗放入葱末、姜末、精盐、鸡精、料酒、高汤、湿淀粉、麻油、白糖对成芡汁。炒锅加油烧热后下入鸡丝煸炒,炒散滑透,捞起沥油。锅内留底油,油热后下入夜来香花、鸡丝,炒匀,将对好的芡汁搅匀倒入锅内,待芡汁煮沸,翻炒均匀,即可装盘食用。

**疗效**:补中益气,清肝明目。

【**注意事项**】

脾胃虚寒、胃脘冷痛、大便稀溏者慎用夜来香。

【**美容方**】

(1)夜来飘香

**用料**：夜来香花20朵,豆腐衣2张,竹笋嫩尖50克,精制油、鸡精、精盐、白糖各适量。

**方法**：将夜来香花洗净待用。炒锅倒入油,油热后下笋煸炒熟,下豆腐衣和清水再烧沸,加夜来香花,稍煮一下,放入鸡精、精盐、白糖拌匀即可食用。

**功效**：润泽肌肤,美容驻颜。

【小知识】

*夜来香何其多*

叫夜来香的花卉,有好几种,除本文介绍的夜来香属于萝藦科外,还有属于石蒜科的晚香玉,在上海、南京一带也俗称"夜来香";柳叶菜科的待霄草和红萼月见草,也都俗称"夜来香";茄科的夜香树,也别称"夜来香"。在实际运用时应加以识别,注意不能混用,千万要当心。

## 6. 米仔兰

花有解郁宽胸、疏风解表、催生、醒酒、清肺、醒头目、止烦渴的功效,主治胸膈胀满、噎膈初起、咳嗽、头昏、感冒胸闷。枝、叶有活血化瘀、消肿止痛的功效,主治跌打损伤、风湿关节痛、肿毒等。

【科名】

楝科

【别名】

木本珠兰、伊兰、赛兰香、兰花米、暹罗花等。

米仔兰花黄色,花朵细小,近球形,繁密,如成熟的粟米,又如碎玉,又像鱼子,香味似兰,故得名"米仔兰""米兰""碎米兰"和"鱼子兰"。因其香气袭人,香力久远,又名"千里香"。在中国台湾,米仔兰为乔木,树型很高,被称为"树兰"。《四川中药志》则称为"木珠兰"。

【选购与采制】

米仔兰是常绿灌木或小乔木,在原产地高达5米左右,盆栽呈灌木状,高0.5~1米。若需栽培,可到花卉市场购买株型饱满、分枝多、叶面亮绿的苗木或盆花。盆花以花蕾已基本孕成,但尚未开放的为最好。苗木一定要选带土球的,并保持根系完整,否则会影响种植的成活率。另外,也可全年扦插繁殖,温度要在25℃~28℃,需60~90天才能生根。

【保健功效】

(1)解酒:米仔兰花3~9克,开水冲泡代茶饮。

(2)食滞腹胀:米仔兰花3~9克,水煎服。

(3)支气管炎:米仔兰干花研为细末,温开水送服,每日3

次,每次3克。

(4)胸膈胀满、噎膈初起、咳嗽、头昏:米仔兰花6~12克,水煎服。

(5)慢性肝炎:米仔兰花、半支莲花各10克,丹参20克,水煎服。

(6)高血压:米仔兰花10克,菊花30克,分3次放入大茶杯中,用开水冲泡,代茶频饮。

(7)痛经:米仔兰花、米仔兰叶、红花、玄胡各10克,水煎服。

(8)跌打损伤、风湿关节痛、肿毒:米仔兰枝、叶各适量,水煎,熏洗患处;或加适量红糖,共捣烂敷患处。

【食疗方】

(1)米仔兰花茶

**用料**:米仔兰花、茶叶各适量。

**方法**:将米仔兰花和茶叶用开水冲泡,代茶饮。

**疗效**:用于止咳,亦能提神消倦。

(2)米仔兰花金银粥

**用料**:米仔兰鲜花15克,糯米100克,蜂蜜50克,白糖50克,栗子15枚。

**方法**:将栗子洗净,放锅中加水煮熟,捞出,去皮,切成豆粒状。糯米洗净,放锅中加水大火烧沸,放入栗子,改文火熬煮成粥,再加入白糖、蜂蜜和洗净的米仔兰花,稍煮即成。

**疗效**:行气解郁。用于头昏脑涨、口渴烦躁。

(3)蜜饯米仔兰

**用料**:米仔兰花数朵,蜂蜜适量。

**方法**:将米仔兰花洗净,放锅中加少许水煮片刻,再放蜂蜜,文火熬至黏稠时,倒入底部有一层麻油的搪瓷盘中,待冷却后食用。

**疗效**：疏风解表。用于气管炎、伤风感冒、肝炎等。

(4) 米仔兰红枣栗子羹

**用料**：米仔兰花 15 克，无核红枣 90 克，栗子 400 克，白糖 200 克，藕粉适量。

**方法**：将栗子去皮壳切成粒状。红枣洗净切成粒状。两料同放锅内，加水旺火烧沸，改文火焖 20 分钟，加入白糖，用勺轻轻搅匀，略焖片刻，撒上洗净的米仔兰花，用少许藕粉勾芡即成。

**疗效**：解郁宽胸，清肺止烦，清醒头目。

(5) 米仔兰花饼

**用料**：米仔兰花 4 克，面粉 130 克，鸡精、精盐少许，鸡蛋 1 个，精制油适量。

**方法**：将面粉放入大碗内，打入鸡蛋，加入调料和清水，撒上洗净的米仔兰花，用筷子搅拌成糊状。锅置火上烧热，放少许精制油，改文火，倒入米仔兰面糊，摊成薄薄的圆饼，浇上一汤匙精制油，将油摊匀在圆饼上，盖上锅盖，慢慢地将锅转动，使火力均匀地将米仔兰花饼烤熟、烤香，即可装盘（锅大可摊一锅，锅小可摊 2~3 锅）。

**疗效**：清凉宽中，醒酒止渴。用于醉酒头昏、胸膈胀满、滋补健身。

【注意事项】

孕妇忌服。

## 7. 菊花

花有疏风散热、清肝明目、清热解毒的功效。叶有去烦热、明目、利五脏的功效。

【科名】

菊科

【别名】

寿客、黄华、金英、秋菊、秋花、甘菊等。

【选购与采制】

菊花是多年生宿根花卉。9～10月间在花卉市场可买到含苞欲放的盆花。买独本菊，要选茎秆矮、粗壮结实，花径大的；买多头菊，要选花朵多，可分批开放的。也可用扦插、分株、播种、嫁接等法繁殖培育。最常用的是扦插法，因扦插最易成活。扦插有枝插、芽插、叶插、叶芽插等，常用枝插和芽插。枝插一般在4～5月间，用去年保留的母株，剪其生长健壮的嫩芽8～10厘米，将插穗下端2～3片叶子剪去，仅留顶端2～3片叶子，基部削平后暂放于清水里。然后，在盛有沙土或一般园土的浅盆中用竹扦打洞，将插穗从清水中取出插入盆的洞中，深度为插穗的1/3，再按实周围泥土，浇足水后放在阴处。插穗10天后茎叶挺拔，20天后开始生根。扦插后盆土要保持一定的湿度，成活后移到阳光下培育。

【营养成分】

菊花含有较多的蛋白质、脂肪、纤维素、矿物质、挥发油、菊甙、腺嘌呤、氨基酸、胆碱、水苏碱、小檗碱、黄酮类、菊色素及微量的维生素B类等。

【保健功效】

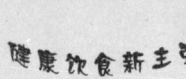
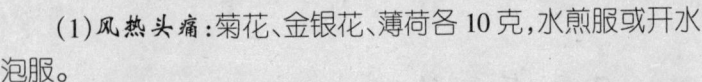

(1) **风热头痛**:菊花、金银花、薄荷各10克,水煎服或开水泡服。

(2) **头晕目眩**:菊花、生地、白芍、黄芩各15克,钩藤30克,水煎服。

(3) **肝肾不足、头晕眼花**:菊花10克,枸杞15克,杜仲30克,水煎服。

(4) **高血压**:菊花25克,山楂20克,金银花15克,青葙子10克,水煎服。

(5) **急性结膜炎**:菊花9克,蒺藜6克,木贼、决明子各3克,水煎服。

(6) **目能远视、不能近视**:菊花9克,生地30克,天门冬10克,枸杞12克,枳壳9克,夜蒙砂9克,水煎服,每日1~2剂。

(7) **迎风流泪**:白菊花20克,丹皮15克,加2碗清水煎至1碗汁,每日1剂,每剂煎2次,分2次服用。

(8) **疮疖肿痛**:杭菊花15克,蒲公英15克,甘草12克,水煎服。

【食疗方】

(1) 菊花决明茶

**用料**:菊花10克,炒决明子12克。

**方法**:将菊花和决明子用开水冲泡后,当茶饮。

**疗效**:用于肝热目赤、羞明多泪、头昏目眩等。

(2) 菊花金桑薄荷茶

**用料**:菊花6克,金银花9克,桑叶10克,薄荷12克。

**方法**:将上述材料同放杯中,开水冲泡5分钟后,代茶饮。

**疗效**:用于感冒发热、咽喉不适等症。

(3) 菊花甘草汤

**用料**:菊花120克,甘草12克。

**方法**:将菊花与甘草加水煎汤饮。

**疗效**:用于疔疮肿痛。

(4)菊花粥

**用料**:菊花30克,粳米100克,冰糖适量。

**方法**:将菊花放入锅内,加20倍的水,煮15分钟倒出液汁后,再加15倍的水,煮10分钟,倒出液汁,去渣。将两次液汁合并,用纱布过滤。粳米洗净与菊花液汁同放入锅中加清水,用大火烧开,再改文火慢煮成粥,加入冰糖即可,每日早晚各吃1碗。

**疗效**:用于中风、血压升高、头痛眩晕者。

(5)菊花枸杞酒

**用料**:杭菊100克,枸杞子100克,黄酒500克,蜂蜜50克。

**方法**:将上述材料浸泡15天,滤去渣,加蜂蜜50克调匀,每日早晚各服20~40克。

**疗效**:用于眩晕、头痛等症。

(6)菊花炒虾片

**用料**:菊花瓣100克,鲜虾肉600克,鸡蛋3个,高汤150克,鸡精、精盐、白糖、胡椒粉、料酒、麻油、精制油、葱丝、姜丝、玉米粉、水淀粉各适量。

**方法**:将菊花瓣用凉水轻轻洗净。鲜虾肉切成薄片。鸡蛋去黄留清。虾用鸡蛋清、料酒、鸡精、精盐、胡椒粉、玉米粉调匀浆好。将鸡精、精盐、白糖、高汤、胡椒粉、水淀粉、麻油对成汁。炒锅置火上,加油烧至五成热时,放入虾滑散滑透,倒入漏勺控油。锅内留底油,烧热后下入葱丝、姜丝煸炒,随即倒入虾,烹入料酒炝锅,把对好的汁搅匀倒入,先翻炒几下,接着把菊花瓣下入锅内,翻炒均匀即成。

**疗效**:益肾强精,养肝明目。

(7)菊花鲈鱼

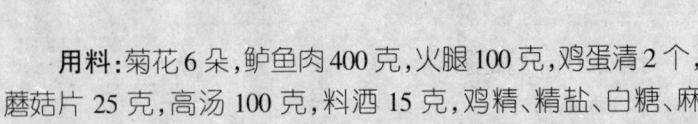

**用料**:菊花6朵,鲈鱼肉400克,火腿100克,鸡蛋清2个,蘑菇片25克,高汤100克,料酒15克,鸡精、精盐、白糖、麻油、精制油、淀粉、胡椒粉、葱丝、姜丝各适量。

**方法**:将菊花取瓣洗净。火腿切成丝。鲈鱼肉去皮、骨,切成薄片,放入碗内,加鸡精、精盐、鸡蛋清、淀粉拌匀,腌30分钟后,将鱼片平摊放在案板上,放上菊花瓣、火腿丝,卷成鱼卷。炒锅置火上,倒入油烧至八成热,将鱼卷下入锅用武火炸至熟后倒入漏勺内,沥去油。原锅放入葱丝、姜丝、蘑菇片,煸炒一下,烹入料酒,加上高汤、鸡精、精盐、胡椒粉,将鱼卷放入锅内炒匀后,用水淀粉勾芡搅匀,淋上麻油,装盘即可。

**疗效**:补肝肾,益脾胃,清热生津。

【注意事项】

脾虚、胃弱者忌服。

【美容方】

(1)益寿丸

**用料**:甘菊花40克,枸杞、巴戟天、肉苁蓉各80克,蜂蜜适量。

**方法**:将上述材料研成细末,用蜂蜜拌成泥状,搓成丸服用。

**功效**:用于和血驻颜、轻身健体、延年益寿。

(2)菊花茯苓巨胜子丸

**用料**:菊花、茯苓、巨胜子各1000克,蜂蜜适量。

**方法**:将上述材料研成细末,用蜂蜜调制成绿豆大的丸,每日3次,每次10个,连服3个月。

**功效**:用于高血压所致的白发患者,可使白发逐渐转黑。

(3)菊花苦参汤

**用料**:菊花、苦参各60克,蛇床子、银花各30克,白芷、黄柏、地肤子、大菖蒲各15克。

**方法**:将上述材料用水煎,熏洗患处。
**功效**:用于手癣。

(4)菊花药粥
**用料**:菊花6克,枇杷叶9克,生石膏15克,粳米60克。
**方法**:把菊花、枇杷叶、生石膏用布袋包好,加1000克水煎至约600克时,再加粳米煮成粥。
**功效**:用于肺胃积热型粉刺。

(5)菊花橘皮茶
**用料**:菊花、橘皮各15克。
**方法**:将菊花、橘皮用开水冲泡后当茶饮,每日1剂。
**功效**:用于减肥。

【小知识】
　　菊花是制作保健药枕的上等原料。菊花瓣晒干作枕心,称为"药枕"。《清宫二年记》载:慈禧每到秋菊傲霜怒放之时,总要摘取大朵菊花,曝晒后装入枕袋就寝。为什么要用菊枕呢?因菊枕有清热疏风、益肝明目、抗感染等功效。人们通过菊花瓣所含微量龙脑、樟脑、菊油环酮挥发药气,刺激嗅觉、味觉等器官,起"通关窍、利滞气"的作用,促使神经、肌肉与关节功能协调,达到祛病解痛之效。菊枕还可治头晕眼花,夜晚催人酣睡,翌日起床神清目明。民谚:"菊枕常年置头下,老来轻身眼不花"。一个菊枕可用3年,3年内可保留菊香药力。

## 8. 木芙蓉

花有清热解毒、消肿排脓、凉血止血的功效。叶有凉血、解毒、消肿、止痛的功效

**【科名】**

锦葵科

**【别名】**

芙蓉花、山芙蓉、地芙蓉、木莲、三变花、拒霜花、冷艳等。

木芙蓉原名芙蓉,荷花别名亦叫芙蓉,异物同名,怎么区分呢？人们观察到木芙蓉是木本植物,于是,在芙蓉两字前加上一个"木"字,称为"木芙蓉"。而荷花是草本植物,生于水中,就称为"水芙蓉"。木芙蓉花开白色的叫白芙蓉；花开粉红色的叫红芙蓉；花开黄色的叫黄芙蓉；花开红白相间的叫鸳鸯芙蓉。此外,人们把种在水边的木芙蓉,又称为"照水芙蓉"。名贵而不多见的有醉芙蓉,花重瓣,一天三变色,早晨绽出的白色花,中午泛作浅红色,傍晚变为深红色,仿佛酒醉的仙女,故又美称为三醉芙蓉。变色更为引人入胜的是添色芙蓉,又名异花木芙蓉,一日白色,二日浅红,三日泛黄,四日深红,花落时又变为紫色,真是色彩纷呈,变化多端,令人叹为观止。

**【选购与采制】**

木芙蓉是落叶灌木或小乔木,一般高 1~4 米。在花卉市场选购时,应选主干粗壮结实、笔直生长的苗木,同时根要带宿土,并用草绳包扎好。也可用扦插和分株法繁殖育苗。扦插在春季 2~3 月间进行,插时需注意,不可擦伤插条剪口皮部,可先将扦插的湿润土壤用细棒穿孔,然后将插条插在孔里,成活率可达 100%。可喜的是,早春扦插,当年晚秋就开

花。分株可在早春萌芽前进行,先将母株离地面 10 厘米处截平,然后全部挖起切割分离数株栽种,当年深秋也能开花。

【营养成分】

花含黄酮甙、花色甙。黄酮甙含有异槲皮甙、金丝桃甙、芸香甙、槲皮素-4-葡萄糖甙(即绣线菊甙和槲皮黄甙);花色甙成分随花颜色变化而不同,早晨花浅黄时不含花色甙,中午(淡红色)和傍晚(粉红色)又含花色甙矢车菊素 3,5-二葡萄糖甙,傍晚的含量为中午的 3 倍。叶含黄酮甙、酚类、氨基酸、鞣质、还原糖。

【保健功效】

(1)经血不止:木芙蓉花、莲蓬壳各等份,研成末,每次 6 克,米汤送服。

(2)流行性感冒:木芙蓉花 30 克,厚朴 3 克,水煎 2 次,合并煎液,每日 1 剂,分 3 次服。

(3)久咳吐血:木芙蓉花 10 克,水煎服。

(4)肺痈:木芙蓉花 50 克,冰糖 20 克,水煎服,每日 1 剂。

(5)烧烫伤:木芙蓉花(或叶)适量,焙干研末,外撒患处。

(6)痔疮肿痛:鲜木芙蓉花和叶,捣烂取汁,涂搽患处。

(7)腮腺炎:鲜木芙蓉叶、夏枯草各适量,同捣烂,用鸡蛋清调敷患处。

(8)痈疽肿毒:木芙蓉叶、苍耳各等份,研成末,同蜜调匀涂患处。

【食疗方】

(1)木芙蓉花饮

**用料:**干木芙蓉花 30 克,冰糖 15 克。

**方法:**木芙蓉花用水煎后,加冰糖调服。

**疗效:**用于肺痈症。

(2)木芙蓉花粥

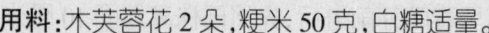

**用料**:木芙蓉花2朵,粳米50克,白糖适量。

**方法**:将木芙蓉花瓣取下洗净切成丝。粳米洗净加水煮成粥时,加入木芙蓉花丝、白糖,稍煮即成。

**疗效**:用于清热凉血、消肿解毒。

(3)木芙蓉花鸡蛋

**用料**:木芙蓉花9克,丹皮9克,鸡蛋2个。

**方法**:木芙蓉花和丹皮研末后,与鸡蛋调拌,蒸熟后食用。

**疗效**:用于头昏。

(4)木芙蓉花鸡肝

**用料**:白木芙蓉花、鸡肝各适量。

**方法**:白木芙蓉花阴干后研成末,放入鸡肝内扎合,蒸熟后服食。

**疗效**:用于小儿痞块肚大、面黄肌瘦。

(5)木芙蓉花鸡茸

**用料**:木芙蓉花2朵,鸡肉200克,鸡蛋1个,玉米淀粉20克,高汤150克,湿淀粉15克,料酒30克,麻油2克,胡椒粉、精制油、鸡精、精盐各适量。

**方法**:将芙蓉花瓣洗净,切成小片。鸡肉剁成茸,用高汤调开,放入鸡精、精盐、料酒、胡椒粉、鸡蛋清、玉米淀粉、1朵木芙蓉花片,搅拌成稀糊状,用开水焯熟。炒锅置火上烧热,放入余下的高汤、鸡精、精盐、料酒烧开,再放入余下的1朵木芙蓉花片和鸡茸烧开,用湿淀粉勾稀芡,淋上麻油装盘即成。

**疗效**:补阴益气,清热解毒。

(6)木芙蓉花鸡片

**用料**:木芙蓉花2朵,鸡肉400克,鸡蛋1个,熟火腿5克,高汤100克,料酒30克,姜汁、鸡油、精制油各25克,淀粉40克,胡椒粉、鸡精、精盐各适量。

**方法**:木芙蓉花取瓣洗净切成丝,用开水焯一下,捞出控干。鸡肉切片,用料酒、鸡精、精盐、胡椒粉、鸡蛋清、湿淀粉拌匀浆好。熟火腿切成细末。炒锅置火上,加油烧热,下鸡片炒熟,再加入高汤、鸡精、精盐、姜汁、料酒,调好口味,烧开后放入木芙蓉花丝,用湿淀粉勾稀芡,淋上鸡油,撒上火腿末即成。

**疗效**:清热凉血,补虚益气。

【**注意事项**】

脾虚胃寒者慎食。

【**美容方**】

(1)木芙蓉花液

**用料**:木芙蓉花20克。

**方法**:木芙蓉花水煎服。

**功效**:用于火眼、疮肿。

(2)木芙蓉花冬蜜

**用料**:鲜木芙蓉花100克,冬蜜25克。

**方法**:将木芙蓉花捣烂,用冬蜜调匀敷患处,每日3次。

**功效**:用于蛇头疔、毒蛇咬伤等。

(3)木芙蓉花泥

**用料**:木芙蓉花、木芙蓉叶、苍耳叶各15克,五爪金龙皮、红小豆、紫荆皮、银花叶各30克,金樱子叶20克,马桑叶、野烟叶、山蕉根各10克。

**方法**:将上述材料共捣成泥,用蜂蜜、淘米水调匀,敷患处。

**功效**:用于箍疮初起。

(4)木芙蓉花膏

**用料**:木芙蓉花、木芙蓉花叶、黄桷叶各1000克,苍耳苗3500克。

**方法**:将上述材料共熬煮成膏。

**功效**:用于痈疽疮疥。

## 9. 地肤

地肤的嫩茎叶,称为地肤苗,有清热解毒、利尿通淋的功效。地肤的果实,称为地肤子,有清湿热、利小便的功效。

【科名】

藜科

【别名】

扫帚菜、扫帚草、绿草、地麦草、白地草、蒿蒿头、锦扫帚等。

地肤成熟的果实,在中药上叫做地肤子、地葵、地麦、益明、落帚子等。地肤老株干燥后,可制扫帚,故得名扫帚草。

【选购与采制】

地肤是一年生草本花卉,直生根,主茎木质化,高50~100厘米,分枝多而紧密,呈球形生长。如欲栽植,可到花卉市场购买枝叶茂盛、蓬头大、呈球形的盆花。也可播种培育,其生长迅速,极耐修剪。

【营养成分】

地肤每百克嫩茎叶中含蛋白质5.2克、脂肪0.8克、糖类8克、粗纤维2.2克、胡萝卜素5.7毫克、维生素$B_1$ 0.15毫克、维生素$B_2$ 0.31毫克、维生素C 39毫克等。

地肤每克干品中含钾58.9毫克、钙16.5毫克、镁486微克、铁222微克、锰37微克、锌36微克。

【保健功效】

(1)小便频多、手足烦痰:地肤苗90克,水煎,作1口量,分3次服。

(2)眼被物伤：地肤鲜苗适量，洗净，捣绞取汁，敷伤处。

(3)疝气痛：地肤子炒黄研末，每次6克，酒调服。

(4)皮肤瘙痒、荨麻疹：地肤子9克，白矾6克，煎水洗浴；或地肤子15克，山药20克，赤芍、茯苓各12克，苦参9克，甘草6克，水煎服，每日1剂。

(5)外痔：地肤子15克，杠板归、蛇床子、川花椒各9克，明矾25克，水煎加醋，洗患处。

(6)疔疮及脑疽：地肤子、槐子、地丁草各15克，水煎服。

(7)肾虚浮肿、小便不利：地肤子、熟地各30克，远志20克，枸杞12克，泽泻、茯苓各9克，水煎服，每日1剂。

(8)赤痢：地肤子30克，地榆、黄芩各9克，共研细末，每次6克，米汤调服，每日3次。

【食疗方】

(1)地肤苗糊

**用料**：地肤苗200克，面粉150克，葱花10克，鸡精、精盐、精制油各适量。

**方法**：将地肤苗去杂质洗净，切段，与葱花一起放入油锅内煸炒，加鸡精、精盐炒至入味，出锅待用。碗内放面粉和水调成糊状，下入沸水锅内，边下边搅成糊，再放入炒好的地肤苗，烧开3分钟即可。

**疗效**：用于赤白痢、泄泻、热淋、夜盲。

(2)地肤苗烧猪肉

**用料**：地肤苗250克，猪肉150克，葱末、姜末、鸡精、精盐、料酒、酱油、精制油各适量。

**方法**：将地肤苗去杂质洗净，焯水，沥干，切段。猪肉切丝。锅内加油烧热，放猪肉丝煸炒，烹入酱油，加入葱末、姜末煸炒至熟，加料酒、精盐、地肤苗炒至入味，放入鸡精拌匀即成。

**疗效**：用于赤白痢疾、目赤、夜盲、阴虚干咳、体虚、乏力。

(3) 地肤嫩苗蛋汤

**用料**：地肤嫩苗 100 克，榨菜 1 小块，虾米 5 克，鸡蛋 2 个，葱末、料酒、鸡精、精盐、高汤、精制油各适量。

**方法**：将地肤嫩苗去杂质，洗净。榨菜略洗，切成丝。虾米洗后，用水泡开。鸡蛋加精盐少许用筷子打散。炒锅置火上，倒入油，油热后下入虾米煸炒，放入料酒，下入葱末、蛋液翻炒几下(不要炒得太老)，盛入碗内。锅内放高汤，沸后倒入炒蛋，加入地肤嫩苗，放入榨菜丝和少许精盐、鸡精，即可食用。

**疗效**：清热解毒，补阴益气。

(4) 蒸地肤嫩叶

**用料**：地肤嫩叶 300 克，糯米粉 200 克，葱末、姜末、鸡精、精盐、白糖、精制油各适量。

**方法**：将地肤嫩叶去杂质洗净，沥干水，与葱末、姜末和糯米粉一起放入盘内，加鸡精、精盐、白糖、精制油各适量，用筷子拌匀，使糯米粉全部粘在地肤嫩叶上，再将其放入蒸锅内，用中火蒸 3~5 分钟，见热气冒出，再蒸 12~15 分钟，然后取出食用。

**疗效**：清热解毒，利尿通淋，养心安神。

## 10. 桂花

桂花能生津避臭、止咳化痰、开胃理肺、健脾益肾，还有强筋骨、通血脉、暖腰膝、消瘀血、润发美容的功效。

【科名】

木犀科

【别名】

桂花常野生于岩岭间，故得名"岩桂"。因其木质纹理如犀，而叫"木犀"。由于香气袭人，甚至数里之外也能闻到桂花幽香，又有"九里香"之美称。桂花呈金黄色的称为"金桂"；呈银白色的称为"银桂"；呈橙红色的称为"丹桂"。此外，还有月桂、四季桂、日香桂等不同品种的名称。

【选购与采制】

桂花是常绿小乔木或灌木。在花卉市场选购时，宜选枝条粗壮、树叶繁茂、芽叠生、根系发达、须根多、耐移植的。移植可在秋季花后或春季萌发前进行，因系常绿树种，需带土球移植。暖地可秋植，寒地以春植为好。栽植穴要深宽，栽植时要修去部分枝叶，以减少水分蒸发。还可扦插繁殖，在6~7月间进行，此时新梢已停止生长，可剪取充实半熟枝条，含2~3节，留2叶片，随剪随插入土壤中，并保持土壤疏松湿润，约1个月后生根，成活率高。还可用播种、压条和嫁接等法繁殖培育。

【营养成分】

桂花含有挥发油及木犀甙，芳香物质中包括癸酸内酯、紫罗兰酮、反芳樟醇氧化物、顺芳樟醇氧化物、芳樟醇、壬醛以及水芹烯、橙花醇等。

【保健功效】

(1) 咳嗽痰多：桂花3克，桔梗、杏仁各6克，水煎服。

(2) 胃痛嗳气：粳米40克加水煮粥，至熟时加入桂花3克，再煮10分钟。

(3) 闭经：桂花30克，荔枝肉10克，水煎加红糖、黄酒调服。

(4) 大便下血：桂花、槐花、金银花、地榆各10克，加水500克，煎至300克，每日1剂，分3次服。

(5) 荨麻疹：桂花9克，水煎，1日服2次，连服数日。

(6) 风湿筋骨痛：桂花根10~15克（鲜品30~50克），水煎服。

(7) 腰扭伤：鲜桂花根二层皮60克，水煎，冲黄酒适量服。

(8) 癫痫：桂花根60克，浓煎后去渣，放入瘦猪肉120克，加精盐适量炖服，每2天服1次。

【食疗方】

(1) 桂花粥

**用料**：桂花3克，粳米40克。

**方法**：将粳米洗净，放锅内加水煮熟，放入桂花，再用文火煮5分钟后即可食用。

**疗效**：用于胃寒疼痛等症。

(2) 桂花龙眼酒

**用料**：桂花60克，龙眼肉250克，白糖120克，白酒2500克。

**方法**：将桂花、龙眼肉、白糖共倒入白酒坛中，加盖密封，愈久愈佳，每日2次，每次饮15~20克。

**疗效**：用于神经衰弱、失眠健忘、记忆力减退以及心悸等症。

(3) 桂花藕粉

**用料**:糖桂花1克,纯藕粉50克,白糖适量。
**方法**:藕粉用沸水冲调,加入糖桂花、白糖拌匀即成。
**疗效**:用于开胃调中、消食止血。

(4)桂花红枣
**用料**:桂花5克,红枣50克,红糖15克。
**方法**:将红枣洗净,放入锅中煮熟,放红糖稍煮,加入桂花再煮片刻即成。
**疗效**:用于补血补气、健脾开胃。

(5)桂花栗子
**用料**:桂花10克,栗子500克,白糖50克。
**方法**:将桂花放入碗中,加凉水浸泡20分钟。栗子煮熟剥去壳放入锅中,加白糖、桂花及浸液,稍煮即可。
**疗效**:用于补脾益胃。

(6)桂花鲤鱼
**用料**:桂花25朵,活鲤鱼1条(约重700克),高汤100克,葱花、姜末、蒜茸各10克,白糖、料酒各25克,鸡精、精盐、湿淀粉、胡椒粉、精制油各适量。
**方法**:将桂花洗净。鲤鱼收拾干净,并在鱼身两侧各划几刀,用鸡精、精盐、胡椒粉和料酒腌渍入味。炒锅置火上,放油烧至八成热,下葱花、姜末、蒜茸煸出香味,将鱼下锅,炸至两面呈金黄色时烹入料酒,加入高汤、鸡精、精盐、白糖入味,用湿淀粉勾芡,撒上桂花和胡椒粉即成。
**疗效**:补气健脾,利水消肿。

(7)桂花蒸五花肉
**用料**:桂花3克,猪五花肉500克,熟米粉、红糖各100克,酱油、料酒各10克,葱花、姜末、胡椒粉各适量。
**方法**:将猪五花肉切长块,放入盆中,加料酒、酱油、精盐、米粉、胡椒粉、桂花、葱花、姜末和红糖50克,一起拌匀,腌渍

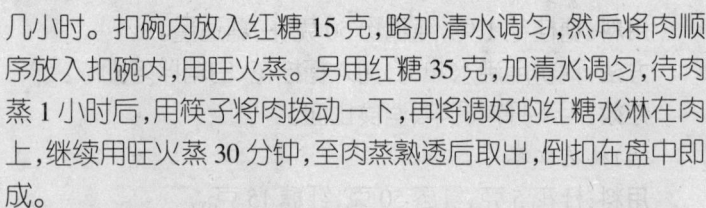

几小时。扣碗内放入红糖 15 克,略加清水调匀,然后将肉顺序放入扣碗内,用旺火蒸。另用红糖 35 克,加清水调匀,待肉蒸 1 小时后,用筷子将肉拨动一下,再将调好的红糖水淋在肉上,继续用旺火蒸 30 分钟,至肉蒸熟透后取出,倒扣在盘中即成。

**疗效**:生津止咳,养胃健身。

【注意事项】

阴虚津液不足、口干舌燥者,桂花用量不宜过大。

【美容方】

(1)桂花露

**用料**:桂花适量。

**方法**:温服桂花经蒸馏而得的液体,每日 30 克。

**功效**:用于牙龈肿胀、口臭。

(2)美发方

**用料**:桂花、麻油各适量。

**方法**:将桂花和麻油混匀蒸热即可。

**功效**:用于涂面、润发。

(3)桂心蜜丸

**用料**:桂心、白皮松、干地黄、香附子各适量,蜂蜜少许。

**方法**:将上述材料研成末,用蜂蜜制成丸,每日早、中、晚各服 1 丸。

**功效**:可使面部白嫩。

(4)桂心人参养容汤

**用料**:桂心、人参、白术、当归、陈皮、黄芪、甘草各 30 克,白芍 90 克,熟地黄、五味子、茯苓各 20 克,远志 15 克。

**方法**:将上述材料用水煎服。

**功效**:用于面容消瘦、少颜等症。

## 11. 美人蕉

花有止血、收敛、解毒的功效,治疗创伤出血、崩漏、痈肿。根状茎有清热利湿、收敛补肾、活血、止血的功效,治疗传染性肝炎、咯血、久痢、痈毒肿痛、血崩、白带、月经不调等。

【科名】

美人蕉科

【别名】

红艳蕉、兰蕉、水蕉、莲蕉、凤尾蕉、虎头蕉、红昙、宽心姜、破血红、苞米花、状元红。

美人蕉,嫩叶青翠,形似芭蕉,花朵娇艳,红或黄色,犹如姝丽,故得此名。在我国唐代以前,美人蕉只有红色花,故又称为"红蕉"。美人蕉,花期很长,从6月一直开到10月,长达百日之久,因而又名"百日红"。

【选购与采制】

美人蕉是多年生宿根草本花卉,有肉质肥大的根状茎横卧地下,地上茎直立不分枝。如若栽培,可到花卉市场选购株型饱满、花色纯正、艳丽的盆花,不要选株型矮小、丛生的植株。还可选购美人蕉肥大粗壮、带有不少芽的根状茎,在3~4月间将根状茎切块,每块带2~3个芽进行种植。

【营养成分】

有一种食用美人蕉,根肉肥厚,含淀粉20%左右,并含丰富的维生素A、维生素B、蛋白质、脂肪等。

【保健功效】

(1) 崩漏:美人蕉花9~15克,水煎服;或美人蕉红花,晒干研为细末,每次6克,黄酒送服,连服3~7天。

(2) **月经不调**：美人蕉花适量，晒干研末，每次6克，日服2~3次，黄酒送服。

(3) **外伤出血**：美人蕉花15克，水煎服；或美人蕉花适量，焙干研末，敷患处。

(4) **痈肿**：鲜美人蕉花（或叶）适量，洗净捣成泥，敷患处。

(5) **急性传染性肝炎**：美人蕉根状茎60~120克，水煎1次，早晚分2次服完，20天为1疗程。

(6) **跌打损伤**：美人蕉鲜根状茎适量，捣烂敷患处。

(7) **赤白带下**：美人蕉根状茎30克，映山红根10克，炖鸡食用；或美人蕉根状茎9~15克，糯米适量，与鸡共炖食用。

(8) **疮口不合**：美人蕉根状茎适量，捣烂取汁涂抹患处。

【食疗方】

(1) **焓美人蕉根状茎**

**用料**：鲜美人蕉根状茎300克，白糖、白醋、桂花酱各适量。

**方法**：将鲜美人蕉根状茎洗净控干，切成块，用沸水烫一下，然后用凉水冲凉控干，放入盆内，加上白糖、白醋、桂花酱拌匀，放入冰箱内24小时，腌渍入味。食时，从冰箱取出即可。

**疗效**：清热利湿，活血止血。用于咯血、久痢、血崩、月经不调等。

(2) **美人蕉花炒肉丝**

**用料**：美人蕉花10朵，香菇6只，肉丝200克，葱末、姜末、鸡精、精盐、白糖、香醋、湿淀粉、精制油各适量。

**方法**：将美人蕉花洗净，切碎。香菇水发洗净，切丝。锅置火上烧热，倒入油，放香菇丝、葱末、姜末、肉丝，用大火爆炒，然后改中火，加入美人蕉花、精盐、鸡精、白糖、香醋搅匀，下入湿淀粉勾芡后起锅即成。

**疗效**:降压止血。用于外伤出血、跌打损伤等。

(3)美人蕉花炒鸡蛋

**用料**:美人蕉花8朵,鸡蛋6个,精盐、鸡精、葱花、香醋、精制油各适量。

**方法**:将美人蕉花洗净,切碎。鸡蛋打入碗内,放少许精盐、鸡精、葱花、香醋,用筷子打匀。炒锅置火上,倒入油,烧至七成热时,放入鸡蛋炒熟,下入美人蕉花炒匀,即可食用。

**疗效**:解毒收敛。用于疮疖、肿痛、崩漏等。

【注意事项】

由于美人蕉性寒凉,故脾胃虚寒者慎用。

## 12. 番红花

具有凉血解毒、活血化瘀、散郁开胃、止痛等功效。

【科名】

鸢尾科

【别名】

藏红花、西红花、泊夫离、撒馥兰、夜之花等。

因其原产于西班牙、法国、伊朗、印度等国,我国古代称外国为番邦,而又开红花,故名番红花。又因从西方传入我国而称西红花。

【选购与采制】

番红花是多年生球茎花卉,球茎褐色,株高15厘米。如欲栽种,可到花卉市场选购株型矮壮,叶色浓绿、光亮,花从叶丛中抽生,花淡紫红色,柱头深红色,具特异芳香的盆花。也可用分株和播种法繁殖。分株成熟球茎当年就可开花。播种苗培育3~4年才能开花。

【营养成分】

花含藏红花素约2%,系藏红花酸与二分子龙胆二糖结合而成的酯,又含藏红花酸二甲酯、藏红花苦素约2%,挥发油0.4%~1.3%(主要为藏红花醛),还含有丰富的维生素$B_2$。球茎含葡萄糖、氨基酸、皂甙。

【保健功效】

(1) *产后瘀血*:番红花2克,大黄4.5克,丹皮、当归、干荷叶各6克,研末调服,每日3次,每次6克,开水送服。

(2) *月经不调*:番红花3克,黑豆150克,红糖90克,水煎服。

(3)中耳炎:鲜番红花汁、鲜薄荷汁适量,加入白矾末少许,搅匀,滴耳中。

(4)血瘀闭经、痛经:番红花、桃仁各适量,水煎服。

(5)冠心病心绞痛:番红花6克,川芎、赤芍、降香各15克,丹参30克,水煎服。

(6)伤寒发狂、惊怖恍惚:番红花0.6克,浸水中一夜,水煎服。

(7)各种痞结:番红花1朵,开水冲泡当茶饮。

【食疗方】

(1)番红花桂圆粥

**用料**:番红花3克,桂圆肉30克,粳米150克,白糖适量。

**方法**:将番红花洗净。粳米洗净,放入锅中,加桂圆肉、番红花、清水适量,用大火烧沸,转小火熬至米熟烂,加白糖搅匀即成。

**疗效**:用于活血补血、宽胸开胃。

(2)番红花鳗鱼汤

**用料**:番红花5克,鳗鱼250克,黑豆30克,麻油、精盐各适量。

**方法**:将鳗鱼去肠杂,洗净。番红花、黑豆洗净装入布袋内扎紧口,与鳗鱼一同入锅,加水适量,煮约1小时,去布袋,加麻油、精盐调味即成,吃鱼喝汤。

**疗效**:用于清热解毒、止带补虚。

(3)番红花蒸牛肉

**用料**:番红花25克,熟牛肉300克,胡萝卜1根,葱段20克,姜汁10克,料酒25克,八角9克,高汤200克,酱油20克,白糖20克,鸡精、精盐、精制油、麻油各适量。

**方法**:将番红花去杂质洗净。熟牛肉切成条,码入碗内,加葱段、姜汁、料酒、八角、高汤、酱油、白糖,放入番红花,蒸

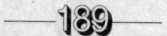

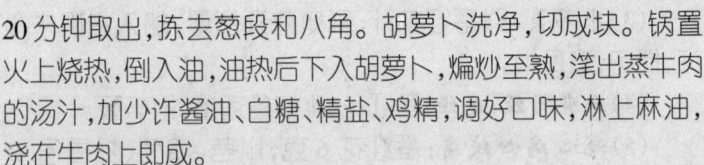

20分钟取出,拣去葱段和八角。胡萝卜洗净,切成块。锅置火上烧热,倒入油,油热后下入胡萝卜,煸炒至熟,浇出蒸牛肉的汤汁,加少许酱油、白糖、精盐、鸡精,调好口味,淋上麻油,浇在牛肉上即成。

**疗效**:健脾胃润燥,散郁结止痛。

(4) 番红花什锦饭

**用料**:番红花20克,粳米250克,莲子50克,红枣30克,鸡肉100克,葱10克,姜汁8克,精制油、料酒、白糖、鸡精、精盐各适量。

**方法**:将番红花洗净。粳米洗净。莲子洗后用水浸泡。红枣洗净,一切两半去核。鸡肉切成丁。葱切末。锅置火上烧热,倒入油,油热后放入葱末、鸡丁、料酒、姜汁,煸炒至鸡丁变色,加适量清水,下入粳米、莲子、枣、番红花和适量白糖、精盐、鸡精搅拌均匀煮沸,收汤后用文火焖至熟香即成。

**疗效**:补益气血,活血化瘀。

【注意事项】

孕妇忌服。

## 13. 玉簪

花有清热解毒、消肿利尿、止痛的功效。根、叶有消肿解毒、止血的功效。

**【科名】**
百合科

**【别名】**
玉簪花、白玉簪、玉泡花、玉春棒、玉搔头、白鹤仙、白萼花、小芭蕉等。

因花苞形似古代妇女绾住发髻的簪子，其色如玉，故有美名"玉簪"。

**【选购与采制】**
玉簪是多年生宿根草本花卉，根肥厚粗壮，叶基生，成丛。如需栽种，可到花卉市场选购叶丛密集、生长旺盛、叶色翠绿发亮的盆花。如在开花期 7～9 月间选购，还应选花序着花 9～15 朵、花苞似簪、色白如玉、有芳香气味的。也可用分株法和播种法繁殖培育。

**【营养成分】**
玉簪根含香豆精类、三萜、多糖、氨基酸等成分。

**【保健功效】**
（1）咽喉肿痛：玉簪花 3 克，板蓝根、玄参各 15 克，水煎服。

（2）小便不通：玉簪花、灯心草各 3 克，萹蓄、车前草各 10 克，水煎服。

（3）痛经：玉簪花 20 克，红糖 25 克，加水煮鸡蛋 3 个，每次食蛋 1 个并喝汤，每日 1 次。

(4)崩漏、白带：鲜玉簪花60克，加水炖猪肉，食肉喝汤。

(5)烧伤：玉簪花（或叶）适量，浸麻油（或菜油）中2个月，取油外涂。

(6)淋巴结结核：鲜玉簪根捣烂，外敷患处；或调入醋适量同敷。

(7)诸骨鲠喉：玉簪叶适量加少许食盐捣烂，捻成丸，含口中；或玉簪叶15克，水煎服。

(8)乳腺炎：鲜玉簪花、叶、根或全草，洗净捣烂，或酌加白糖共捣烂，敷于患处。

【食疗方】

(1)玉簪花粥

**用料**：玉簪花2朵，粳米100克，白糖适量。

**方法**：将玉簪花取瓣洗净，切成丝。粳米洗净，放入锅中加清水煮至粥将熟时，加入玉簪花丝、白糖拌匀，再煮熟。

**疗效**：用于消肿利尿、小便不通。

(2)玉簪花糕

**用料**：玉簪花5克，糯米粉500克，白糖50克。

**方法**：将玉簪花取瓣洗净，沥干水，切成丝，放碗中，加白糖腌渍后备用。先在刻有"玉簪花糕"字样的木模里，放上揉好的糯米粉团，然后把腌渍过的玉簪花丝放在糯米粉团中，再盖上木板压紧，把木模翻过来去掉，即成刻有"玉簪花糕"字样的方糕，蒸熟即成。

**疗效**：用于清热解毒、咽喉肿痛。

(3)玉簪花菠菜蛋汤

**用料**：鲜玉簪花5朵，鸡蛋2个，葱1根，菠菜150克，高汤500克，鸡精、精盐、料酒、精制油、麻油各适量。

**方法**：将玉簪花取瓣洗净，撕成条。鸡蛋打入碗内，加适量精盐、料酒，打匀。菠菜洗净切成段。葱切末。锅置旺火上,放入油,油热后倒入蛋液,迅速煸炒,炒得嫩一点儿,盛入碗内。锅内放少许油,油热后下入葱末炝锅,倒入高汤,用旺火烧开,放入菠菜段、精盐、鸡精、鸡蛋搅匀,撒入玉簪花略煮,淋入麻油,即可食用。

**疗效**:清咽,调气,和血,补虚。

(4) 玉簪花炒鱼片

**用料**:鲜玉簪花5朵,净鲜青鱼中段300克,鸡蛋清1个,番茄1个,葱末、姜末、大蒜3瓣拍碎,白糖、精盐、胡椒粉、高汤、精制油、湿淀粉各适量。

**方法**:将鲜玉簪花洗净,切成片。青鱼洗净切成片,加入适量精盐、鸡精、料酒、湿淀粉、蛋清拌匀上浆。番茄切片。炒锅置火上,倒入油,油热后将鱼片倒入锅内滑透,捞出沥油。锅内留底油烧热,放入葱末、姜末、蒜瓣,煸出香味,倒入番茄和鱼片,加少许高汤、白糖、精盐、胡椒粉,撒入玉簪花片翻炒几下,盛入盘内即成。

**疗效**:解毒清热,利尿消肿。

【注意事项】

玉簪的叶、根有毒,以外用为主,内服宜慎。

【美容方】

(1) 玉簪花汁

**用料**:鲜玉簪花适量。

**方法**:将清晨采摘的带露水的鲜玉簪花绞成汁,涂在洗净的脸上,每日早晚各1次。

**功效**:用于祛除面部雀斑。

(2) 玉簪根敷

**用料**:玉簪根适量。

**方法**:将玉簪根洗净,捣烂,敷患处,每日1次。

**功效**:用于颈淋巴结结核。

# 冬季花卉
## Dongji Huahui

### 1. 兰花

兰花有理气宽中、清除肺热、明目美容、通九窍、利关节等功效。

【科名】

兰科

【别名】

山兰、幽兰、芝兰、兰草等。

兰花是一个泛称,以其生态习性可分为地生兰和气生兰两大类。我国传统栽培的兰花是地生兰,按花期分,有四大类:春季开花类,有春兰,又名草兰或山兰;夏季开花类,有蕙兰,又名夏兰、九节兰;秋季开花类,有建兰,俗称秋兰、漳兰;冬季开花类,有墨兰,又名报岁兰、寒兰。

【选购与采制】

兰花是多年生常绿宿根草本花卉。如若栽培,可到花卉市场购买。选购的盆花,叶子要坚挺,花枝要挺直,花序着花要多,花期长,香气馥郁。也可分株繁殖。

【营养成分】

兰花全草含有挥发油,从挥发油中可分离出对-伞花烃、5-甲基麝香草醚、橙花醇乙酯等三种化合物。

【保健功效】

(1) **肺结核出血**：鲜兰花 10 克（或兰花根 30 克），捣烂取汁，加冰糖炖服，每日 2 次。

(2) **久咳不愈**：建兰花 10 余朵，开水冲泡，代茶饮或水煎服。

(3) **百日咳**：建兰花 30 克，瓜蒌、杏仁各 10 克，水煎加冰糖调服。

(4) **神经衰弱**：春兰或建兰花 10～20 朵，水煎服或开水冲泡当茶饮。

(5) **抑郁症**：建兰花 10 克，合欢花 5 克与绿茶 30 克拌匀，每日取少许，用开水冲泡，代茶饮。

(6) **醉酒**：建兰花 15 克，水煎 10 分钟，代茶饮。

(7) **尿血、小便涩痛**：鲜建兰根 45 克，葱白 3～5 克，水煎酌加红糖调服。

(8) **跌打损伤昏迷**：建兰根适量，捣成浆汁，涂伤部。

【食疗方】

(1) **春兰茶**

**用料**：春兰 5 克。

**方法**：将春兰洗净，用水煎煮，去渣取汁，代茶饮。

**疗效**：用于理气解郁、清除肺热。

(2) **建兰花茶**

**用料**：建兰花 5 克。

**方法**：将建兰花洗净沥干水，用开水冲泡，加盖闷 5 分钟，代茶饮。

**疗效**：用于清肺除热、化痰止咳。

(3) **兰花茶**

**用料**：墨兰 1 克，白兰花 1 克，绿茶 2 克。

**方法**：将墨兰和白兰花洗净，控干水，与绿茶同用开水冲泡，闷 10 分钟，代茶饮。

重新认识花的价值，给你意外惊喜！

**疗效**：用于疏肝解郁。

(4) 兰花粥

**用料**：兰花5朵，粳米50克，蜂蜜适量。

**方法**：将兰花取瓣洗净。粳米洗净煮粥，将熟时加入兰花瓣、蜂蜜，稍煮即成。

**疗效**：用于理气宽中、清除肺热。

(5) 蜜渍兰花

**用料**：新鲜兰花(各种品种均可)50克，蜂蜜100克。

**方法**：将兰花洗净，晾干，与蜂蜜拌匀后贮入瓶中，放置2日即可食用。每日数次，每次5克，嚼食或开水冲服均可。

**疗效**：用于调和气血、宽中醒酒。

(6) 兰花烩鹌鹑

**用料**：鲜兰花10朵，活鹌鹑10只，芹菜段25克，胡萝卜块50克，葱头50克，辣酱油25克，山楂酱50克，香叶1片，高汤、精盐、胡椒粉、精制油各适量。

**方法**：将兰花取瓣洗净待用。鹌鹑收拾干净，剁成块，放入适量精盐和胡椒粉拌匀。煎锅置火上，倒入油烧热，下入鹌鹑块煎黄，倒入烩锅内，放入洗净的芹菜段、胡萝卜块和葱头30克。煎锅中留余油，下入余下的葱头煸出香味，放山楂酱，搅拌均匀倒入烩锅内，加香叶1片，辣酱油25克，高汤以淹没鹌鹑块为好，武火烧开后，改用文火煨30分钟。待鹌鹑块熟透，下入洗净的兰花瓣，待烩至汤汁浓稠，捞出鹌鹑块，拣去锅内各种蔬菜，将余下的汤汁和兰花瓣浇在鹌鹑块上。食鹌鹑喝汤。

**疗效**：益气补虚，疏肝健胃。

(7) 兰花炖鸡

**用料**：鲜兰花4朵，鸡腿2只，葱花、姜末、料酒、鸡精、精盐、精制油适量。

**方法**：将鸡腿洗净剁成块，用开水焯一下，放入锅中。兰花取瓣洗净，沥干水，放在鸡块上，再加适量葱花、姜末、料酒、精制油、鸡精、精盐和水，炖 1 小时即成。

**疗效**：消暑解毒，滋肾益气。

【注意事项】

食用兰花时，用量不宜过大。

【美容方】

(1) 兰花菜籽油

**用料**：兰花、菜籽油各适量。

**方法**：将兰花浸没在菜籽油瓶中半月后，即可用此油梳头。

**功效**：可使头发乌黑发亮。

(2) 建兰叶捣汁

**用料**：鲜建兰叶适量。

**方法**：将建兰叶洗净，捣烂取汁擦患处，每日数次。

**功效**：用于疮毒疔肿。

(3) 建兰花蜂蜜

**用料**：建兰花 50 克，蜂蜜 500 克。

**方法**：将建兰花阴干，研为细末，加蜂蜜调和，用温开水冲服，每次 50 克。

**功效**：用于青光眼。

## 2. 蜡梅

用于热病烦渴、胸闷、咳嗽、咽喉肿痛、烫火伤等。

【科名】
蜡梅科

【别名】
黄梅、香梅、腊木等。

蜡梅花色如蜜蜡,花香似梅花,故得名蜡梅。又因在江南各地寒冬腊月开花,所以又写做"腊梅"。蜡梅因性耐寒,花开持久,又有"寒客""久客"的美誉。它能在雪中开花,又得名"雪里花"。

【选购与采制】
蜡梅是落叶大灌木,高3~5米,树干丛生。如需种植,可在花卉市场购买生长健壮、带土球的小苗,种在庭院阳光充足、地势干燥处,也可种在花盆中,待长大开花后,可用分株、压条、嫁接等法繁殖培育。

【营养成分】
蜡梅花中含有挥发油,油中的主要成分有桉叶素、龙脑、芳樟醇、苯甲醇、乙酸苄酯、金合欢醇、松油醇、吲哚等,另外,还含有黄酮类、棕榈酸、亚油酸等物质。

【保健功效】
(1)肝胃气痛:蜡梅花5克,当归15克,香附10克,水煎服。
(2)烧烫伤:蜡梅花适量研末,用麻油调敷患处。
(3)中耳炎:将蜡梅花浸于麻油中,制成"蜡梅花油",用时滴耳内。

(4)扁桃腺炎:蜡梅花6克,玄参、板蓝根各9克,水煎服。

(5)急性结膜炎:蜡梅花6克,菊花9克,水煎调入蜂蜜少许,饮服。

(6)风寒感冒:蜡梅根15克,生姜3~5片,加水煎,放红糖适量饮服。

(7)腰酸背痛、咳嗽:蜡梅根6克,蜂蜜30克,将根切片炒黄,研末,加蜂蜜混匀蒸熟,1次服完。

(8)哮喘:用蜡梅根须2克,研末,以酒吞服。

【食疗方】

(1)蜡梅饮

用料:蜡梅花9克。

方法:将蜡梅花洗净,用开水泡后饮服。

疗效:用于久咳患者。

(2)蜡梅茶

用料:蜡梅花、参叶各9克,麦冬15克,香薷6克,甘草3克。

方法:将上述材料用水煎,代茶饮。

疗效:用于暑热伤津、胸闷烦渴。

(3)蜡梅煎

用料:蜡梅花、金银花、石膏各15克,元参9克,芫荽10克。

方法:将上述材料用水煎,早晚饮1次。

疗效:用于咽喉肿痛等。

(4)蜡梅花青鱼片

用料:鲜蜡梅花20朵,青鱼肉400克,水发木耳25克,鲜豌豆苗100克,葱、姜、蒜、辣椒、精制油、料酒、精盐、湿淀粉、胡椒粉、鸡油、鸡汤、白糖、鸡精、酱油、醋各适量。

方法:将蜡梅花洗净,放凉水中浸泡4小时后捞出,沥去水。青鱼肉洗净,切成薄片,加少许料酒、精盐,用湿淀粉拌匀。葱、姜切成细末,辣椒切末。豌豆苗洗净。用一只碗放入

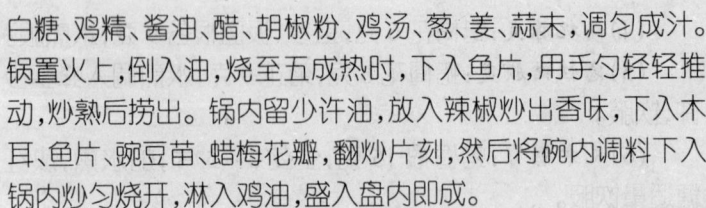

白糖、鸡精、酱油、醋、胡椒粉、鸡汤、葱、姜、蒜末,调匀成汁。锅置火上,倒入油,烧至五成热时,下入鱼片,用手勺轻轻推动,炒熟后捞出。锅内留少许油,放入辣椒炒出香味,下入木耳、鱼片、豌豆苗、蜡梅花瓣,翻炒片刻,然后将碗内调料下入锅内炒匀烧开,淋入鸡油,盛入盘内即成。

**疗效**:补气化湿,开胃散郁,生津止渴。

(5) 蜡梅豆腐汤

**用料**:鲜蜡梅花15朵,豆腐2块,葱末、姜末、精制油、鸡汤、精盐、胡椒粉、鸡精、醋、香油各适量。

**方法**:将蜡梅花瓣取下,洗净泡在凉水里。豆腐切成薄片。炒锅倒入油,烧至六成热时,放入葱、姜末煸出香味,加入鸡汤、精盐、胡椒粉、豆腐片。汤烧开后,倒入蜡梅花,加入鸡精、醋,淋上香油,即成。

**疗效**:健脾开胃,增加食欲。

【美容方】

(1) 美容汤

**用料**:蜡梅花15克,丹参、白芷、大黄、野菊花、金银花、月季花各15克。

**方法**:将上述材料用水煎成汁,外洗或按摩、热敷皮损处,每日早晚各1次。

**功效**:用于痤疮。

(2) 美容散

**用料**:蜡梅花20朵,黄连、黄柏、儿茶、青黛、蛤粉、煅石膏各3克,雄黄、轻粉、血竭各2克,枯矾、冰片各1.5克,麝香0.3克。

**方法**:蜡梅花烘干,与上述各材料研成末,和匀,贮瓶密封。用时取出药末,加凉开水调和,每晚睡前涂抹患处,清晨洗掉。

**功效**:用于治疗酒渣鼻。

## 3. 梅花

花有收敛生津、止咳消暑、明目除烦的功效。

未成熟的梅果经熏制而成乌梅,有敛肺涩肠、除烦热、生津止渴、止血、杀蛔虫的功效。

**【科名】**

蔷薇科

**【别名】**

干枝梅、一枝春、春梅、早梅、喜神。又因花色、萼色的不同,分别称为红梅、绿梅、白梅。

**【选购与采制】**

于梅花落叶期,购买小苗时,可以裸根;购买大苗时,要带土球,并用草绳包扎好,轻装轻卸,及时定植。如购买盆栽梅花,应选枝干古朴苍劲、花蕾饱满的。也可用扦插、嫁接等方法繁殖培育。

**【营养成分】**

梅花主要含有挥发油,油中含苯甲醛、苯甲酸等成分。梅花未成熟的果实中含苹果酸、枸橼酸、酒石酸、琥珀酸、β-谷甾醇、醋醇、三萜等成分。

**【保健功效】**

(1)瘰疬:将鸡蛋开一小孔,放入梅花蕾7朵,封口,置饭上蒸熟,去梅花食蛋,每日1个。

(2)麻疹:梅花瓣9克,青橄榄5个,水煎服。

(3)唇上生疔:用鲜梅花瓣贴患处。

(4)久咳不止:乌梅肉微炒,川贝适量研为细末,睡前用蜜汤送服,每次6克。

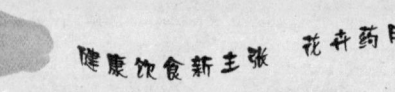

(5) 痢疾:乌梅30克,去核,焙焦研末,用米汤送服,每次6克。

(6) 蛔虫:乌梅,水煎频饮;或乌梅5~9个,川椒4.5克,川楝6克,水煎服。

(7) 胆囊炎、胆道感染:乌梅、五味子各30克,红木香15克,用水煎,分2次服。

(8) 烦热口渴:乌梅、麦冬各9克,白术、金樱子各6克,水煎服。

【食疗方】

(1) 绿梅花茶

**用料**:绿梅花6克,蜂蜜适量。

**方法**:用开水冲泡绿梅花,加适量蜂蜜代茶饮。

**疗效**:用于暑热或因热伤胃阴引起的心烦口渴等。

(2) 梅花露

**用料**:梅花、金银花露各适量。

**方法**:将初开的梅花采下,蒸取梅花露,与金银花露共饮服。

**疗效**:用于解暑除烦、止渴生津。

(3) 梅花粥

**用料**:梅花5克,粳米100克,白糖50克。

**方法**:将粳米洗净煮成粥,放入白糖和梅花,用文火续煮即可,每日早晚各1次,5日为1疗程。

**疗效**:疏肝理气,健脾开胃,振奋精神。

(4) 梅花鲫鱼汤

**用料**:梅花10朵,活鲫鱼2条(约750克),料酒、精盐、鸡精、精制油、葱、姜各适量。

**方法**:将梅花取瓣洗净。鲫鱼收拾干净。葱切段,姜切片。炒锅置火上烧热,放入油,油热后下入姜,闻到香味后,煎鱼,两面略煎片刻,加入料酒、清水、精盐、葱,用旺火烧开,改文火煮至汤白,捞去姜、葱,放入梅花瓣,加上鸡精,烧开即成。

**疗效**:健脾益气,补虚利湿,养胃助消化。

(5)梅花鸡块汤

**用料**:梅花10朵,鸡块500克,高汤1000克,蘑菇50克,豌豆50克,精盐、胡椒粉、鸡精各适量。

**方法**:将梅花取瓣洗净。鸡块加水煮制高汤,放入蘑菇、豌豆烧开后,放精盐、鸡精、胡椒粉,调好口味,撒入梅花瓣,再煮沸即成。

**疗效**:生津明目,益气强身。

【注意事项】

梅花一次用量不宜过大。

【美容方】

**美发**

**用料**:采摘梅花、木香花、金银花、玫瑰花、蔷薇花、玉簪花各等份。

**方法**:用瓷瓶或玻璃瓶装香油适量,将以上各花放入油中浸泡,待极香时,滤出油,加入蜡油熬制成膏。

**功效**:将膏擦于头发,能使头发润泽、香气宜人,并有整发定型的作用。

## 4. 山茶花

花有收敛、凉血止血、散瘀消肿的功效。

**【科名】**
山茶科

**【别名】**
山茶、茶花、华东山茶、川茶花、晚山茶、耐冬、曼陀罗树、玉茗、海红花等。

山茶花品种多而名称异。花簇如珠未开者称宝珠山茶。花朵中包有碎花瓣者叫石榴茶花。花蒂青者称海榴茶花。形如杜鹃花者叫踯躅茶花。花粉红色者称宫粉茶和串珠茶。

**【选购与采制】**
山茶花是常绿灌木或小乔木。如若种植,可到花卉市场选购茎枝粗壮、叶色碧绿发亮、有光泽、花蕾多、开花茂盛的苗木或盆花。也可用扦插法繁殖幼苗,扦插时间为5~6月。

**【营养成分】**
山茶花在花将开未开时采摘鲜用,内含无色花白甙、花色甙、山茶三萜二醇、脂肪油等,油中主要成分为油酸甘油酯,是高级制茶和保健系列产品的原料。

**【保健功效】**
(1) 痢疾:宝珠山茶花阴干为末,加白糖拌匀,蒸熟,分3次服。

(2) 吐血咳嗽:山茶花10朵,红花15克,白芨30克,红枣20克,水煎,喝汁食红枣。

(3) 白带:山茶花10克,三白草、薏苡根、棕榈皮各15克,水煎服。

(4)痔疮出血：宝珠山茶适量，研为细末，用开水冲服。

(5)烧烫伤、创伤出血：山茶花6～9克，研为细末（越细越好），用麻油调敷患处。

(6)乳头开花欲坠、疼痛异常：宝珠山茶适量，焙研为末，用麻油调搽。

(7)血崩：山茶花、侧柏叶、艾叶炭各12克，蒲黄、地榆炭各10克，水煎服。

(8)食积腹胀：山茶花根适量，水煎服。

【食疗方】

(1)山茶花茶

**用料**：山茶花3克

**方法**：取山茶花瓣洗净沥干水，用开水冲泡，闷5分钟，代茶饮。

**疗效**：用于凉血止血。

(2)山茶花粥

**用料**：山茶花5克，粳米100克，白糖适量。

**方法**：取山茶花瓣洗净。粳米洗净煮成粥，加入山茶花瓣、白糖，稍煮即成。

**疗效**：用于润肺养阴。

(3)山茶花冰糖饮

**用料**：黄色山茶花3克，冰糖5克。

**方法**：取黄色山茶花瓣洗净沥干水，用开水冲泡5分钟后，去渣留汁加入冰糖饮用。

**疗效**：用于润肺滋阴。

(4)山茶花丝瓜汤

**用料**：山茶花3克，老丝瓜1段，芹菜200克，冰糖适量。

**方法**：将山茶花、老丝瓜、芹菜洗净，切碎，加水煎煮1小时，取汤汁加冰糖饮服。

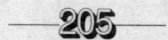

**疗效**：用于清热抗癌、凉血止血。

(5) *油炸白山茶花*

**用料**：鲜白山茶花 30 朵，鸡蛋 5 个，淀粉 125 克，绵白糖、精制油各适量。

**方法**：将山茶花去蒂洗净，保持花形。鸡蛋去蛋黄留蛋清，放碗中，加适量清水和淀粉，用筷子搅成蛋清糊。炒锅烧热放入油，中火烧至五成热时，将白山茶花裹上蛋清糊，逐个下入油锅中炸至浅黄色时捞出，装盘，撒上绵白糖即成。

**疗效**：有凉血、散瘀、消肿、抑制软组织肿瘤生长的功效。

(6) *山茶花糯米藕*

**用料**：山茶花 20 克，糯米 150 克，鲜藕 750 克，白糖 100 克，蜂蜜 50 克，淀粉适量。

**方法**：将山茶花取瓣洗净。糯米洗净，放清水中泡 2 小时，捞出后沥干水。鲜藕洗净，切下一端藕节，将泡好的糯米灌入藕孔中，灌满为止，并用筷子捣实，上笼蒸熟，取出放入凉水中浸泡 2 分钟，然后切成片，放入碗中，加白糖 50 克，再上笼蒸约 10 分钟，取出扣于盘内。锅内放清水 50 克，加白糖 50 克及山茶花、蜂蜜，煮沸后用淀粉勾芡，浇在糯米藕片上即成。

**疗效**：凉血止血，润肺养阴。

**【注意事项】**

脾胃虚寒者用量不宜过大。

# 仙人掌类及多肉类花卉

## 1. 仙人掌

有清热解毒、散瘀消肿、健胃止痛、行气活血、镇咳的功效。

【科名】

仙人掌科

【别名】

神仙掌、仙人扇、仙巴掌、观音掌、观音刺、玉芙蓉、宝剑、霸王鞭、鞭王树等。

【选购与采制】

仙人掌是多年生多浆花卉,茎直立,肉质,呈灌木或乔木状。茎节椭圆形或长圆形,深绿色或灰绿色。叶退化为刺或毛。如若栽培,可到花卉市场选购生长旺盛、茎节粗壮、绿色鲜亮的。或用扦插法繁殖,百插百活。

【营养成分】

仙人掌每百克茎节中含蛋白质1.6克、铁2.7毫克、维生素A 220毫克、维生素C 16毫克以及三萜、苹果酸、琥珀酸、树脂、酒石酸、槲皮素-3-葡萄糖甙等。

【保健功效】

(1)肺热咳嗽:鲜仙人掌60克,黄芩12克,浙贝10克,水煎服。

(2) **胃痛**：仙人掌 30 克切细，和牛肉同炒食；或仙人掌根 30～60 克，配猪肚炖服。

(3) **支气管哮喘**：鲜仙人掌去皮和刺，蘸蜂蜜熬服（仙人掌每次服用量为本人手掌的一半），每日 1 次。

(4) **痔疮出血**：仙人掌 100 克，槐花 20 克，甘草 30 克，水煎分 4 次温服，每日 2 次。

(5) **腮腺炎**：仙人掌适量，捣烂敷患处，每日 2～3 次。

(6) **心悸失眠**：仙人掌 60 克，捣烂取汁，加白糖用开水冲服。

(7) **急性菌痢、痢疾**：鲜仙人掌 30～60 克，水煎服。

(8) **疔肿、丹毒**：玉芙蓉（仙人掌汁液凝结后，药用称为玉芙蓉）3～9 克，蒲公英 5～15 克，一同水煎服。

【食疗方】

(1) 凉拌仙人掌

**用料**：仙人掌适量，鸡精、精盐、香醋、麻油各适量。

**方法**：将仙人掌去刺刮皮，洗净，切成细丝或薄片，水浸拔出黏液，在开水内稍焯一下，沥干水放入盘内，加鸡精、精盐、香醋、麻油拌匀，即可食用。

**疗效**：用于开胃消食。

(2) 蜜饯仙人掌

**用料**：仙人掌、白糖、蜂蜜各适量。

**方法**：将仙人掌去刺刮皮，切成小方块，放大口瓶内，加入白糖、蜂蜜拌匀，腌渍 1 日，制成蜜饯食用。

**疗效**：用于清热解毒、行气活血。

(3) 热炒仙人掌牛肉丝

**用料**：仙人掌茎节 60～70 克，牛腿肉 150 克，鸡蛋 1 个，料酒、姜汁、葱末、白糖、鸡精、精盐、高汤、酱油、湿淀粉、精制油各适量。

**方法**：将仙人掌茎节刮去皮刺，洗净，一剖两片，切成丝。鸡蛋去蛋黄留蛋清。牛腿肉洗净，横切成丝，放碗内，用料酒、鸡精、精盐、蛋清调匀，再加湿淀粉搅拌上浆。另用一碗放入酱油、高汤、鸡精、白糖、姜汁、葱末、湿淀粉对成汁。炒锅置火上，倒入油200克，油热后下入牛肉丝滑散滑透，捞出沥油。锅内留少许油，开旺火，放入仙人掌丝煸炒几下，再倒入芡汁和牛肉丝，翻炒均匀，改文火，调好口味，即可装盘。

**疗效**：益气补血，健脾胃，解肠毒。

(4) **凉拌仙人掌番茄**

**用料**：仙人掌嫩茎节200克，番茄1个，精盐、鸡精、白糖、香醋、麻油各适量。

**方法**：将仙人掌茎节去皮刺，洗净，用凉开水过一下，切成小块，放盘内，用少许精盐拌匀，腌渍5分钟，滗去水。番茄洗净，切成小块，放碗内加白糖腌渍5分钟。然后将番茄放入仙人掌盘内，加入鸡精、香醋、麻油拌匀即成。

**疗效**：清热解毒，润肺止咳。

【**注意事项**】

仙人掌茎节，体质虚寒者忌用，并忌铁器。汁液不可入目，否则会令人失明。

【**美容方**】

(1) **仙人掌末**

**用料**：仙人掌茎节100克，麻油适量。

**方法**：将仙人掌茎节烘干，研为细末，用麻油调涂患处。

**功效**：用于治疗秃疮。

(2) **仙人掌鲜片**

**用料**：鲜仙人掌茎节1段。

**方法**：将鲜仙人掌茎节刮去皮刺，洗净，切成小片食用。

**功效**：用于减肥，预防肥胖。

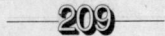

## 2. 垂盆草

清热除湿,解毒,利尿,消肿,用于传染性肝炎、咽喉炎、肺痈、痢疾、痈肿疔疖、尿路感染、烫伤等。

【科名】
景天科

【别名】
狗牙齿、狗牙瓣、鼠牙半枝莲、小三七、三叶佛甲草、扁叶佛甲草、枝叶景天、卧地景天、地蜈蚣草、龙鳞草等。

【选购与采制】
垂盆草是多年生肉质草本花卉,高10~20厘米,全株光滑无毛。栽培时,可到花卉市场选购茎枝粗壮健康、长满全盆,并徐徐下垂四周的盆花。也可用扦插和分株法繁殖培育,一年四季均可进行,但以春、夏、秋三季为最佳。

【营养成分】
垂盆草每百克鲜嫩茎叶中含有胡萝卜素1.23毫克、维生素$B_2$ 0.35毫克、维生素C 97毫克,以及消旋甲基异石榴碱、二氢异石榴碱、N-甲基-2-B-羟丙基哌啶。

【保健功效】
(1)**传染性肝炎**:鲜垂盆草30克,水煎服,每日2次。

(2)**咽喉肿痛、口腔溃疡**:鲜垂盆草适量,捣烂绞汁,加白糖少许,含漱5~10分钟,每日3~4次。

(3)**吐血**:鲜垂盆草150~180克,水煎,冲黄酒、红糖服。

(4)**痢疾**:鲜垂盆草50克,水煎服。

(5)**乳痈、疖肿、无名肿毒**:鲜垂盆草30克,捣汁和黄酒服;或将鲜垂盆草捣烂,加食盐少许调匀,外敷患处。

(6)**小儿热疖**:鲜垂盆草适量加少许食盐共捣烂,外敷患处,每天换1次。

(7) **烧烫伤**:鲜垂盆草适量,捣烂取汁涂患处。

(8) **湿疹**:垂盆草适量浓煎,用纱布浸汁液覆盖患处。

(9) **蜂蝎蜇伤**:鲜垂盆草适量,捣烂敷患处。

(10) **肺痈**:垂盆草30~60克,冬瓜仁、薏苡仁、鱼腥草各15克,水煎服。

【食疗方】

(1) **垂盆草油爆虾**

**用料**:垂盆草茎叶一小盘,大虾250克,鸡精、精盐、料酒、葱段、姜汁、酱油、香醋、白糖、精制油、麻油各适量。

**方法**:垂盆草洗净沥水,焯后浸泡片刻,捞起控干水,加精盐、白糖、香醋、鸡精、麻油腌渍。虾洗净,沥干水待用。锅内加油烧至六成热时,下入虾先炸5秒钟倒入漏勺沥油,待稍凉,再炸10秒钟,沥净油。锅内留底油,大火,放入葱段略煸,倒入虾,加料酒、姜汁、酱油、白糖及少许水,急火快炒,放入鸡精、香醋拌匀装盘。将腌渍好的垂盆草围在虾的四周即成。

**疗效**:清热解毒,补肾壮阳。用于肾虚阳痿、腰膝酸软、倦怠无力、皮肤溃疡、疮痈肿毒等。

(2) **凉拌垂盆草**

**用料**:垂盆草嫩茎叶200克,胡萝卜200克,山楂糕50克,精盐、生抽、白糖、香醋、姜汁、麻油、鸡精各适量。

**方法**:将垂盆草嫩茎叶去杂质洗净,放沸水中焯一下,捞起晾凉,控干水,切段放盘内。胡萝卜洗净,切成细丝,放碗内用温开水泡软,取出控干水,放入垂盆草盘内,用少许精盐腌渍片刻。山楂糕切细丝备用。另用一小碗,放入生抽、白糖、香醋、姜汁、麻油、鸡精调成汁,浇在垂盆草、胡萝卜丝盘内拌匀,上面放山楂糕丝点缀即成。

**疗效**:用于体质虚弱、慢性肝炎、气滞不畅、食欲不振。

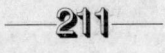

## 3. 芦荟

有清热泻火、凉血消肿、通便杀虫的功效，治疗百日咳、糖尿病、热结便秘、妇女闭经、尿血、疳热虫积、小儿惊痫、消化不良、癣疮、龋齿、烫伤、肿痛等。

**【科名】**

百合科

**【别名】**

龙角，因形状像"龙"之角而得名。又因其肉质叶片呈尖舌形状，两边有刺，而被称作"狼牙掌"。亦因其味苦似胆汁，故又名"象胆"。叶及茎均为深绿色如葱，也叫"油葱"，又写作奴会。此外，还有别名象鼻草、斑纹芦荟等。

**【选购与采制】**

芦荟是多年生常绿多浆花卉，基生叶簇生，呈莲座状，螺旋状散开式排列。如欲栽植，可到花卉市场选购株型饱满、矮壮、叶色深绿、无病斑的。也可在春、夏、秋三季用分株或扦插法繁殖，容易成活。

**【营养成分】**

芦荟含有芦荟大黄素甙、芦荟宁、芦荟苦素等 20 多种蒽醌类物质及芦荟多糖。新鲜叶片中含有 8 种人体必需的氨基酸，特别是精氨酸、天门冬氨酸及谷氨酸含量丰富。此外，还含有类异戊二烯、烷烃、脂肪酸、甾醇类物质，以及多种矿物质等。

**【保健功效】**

（1）咳吐痰血：芦荟鲜叶 10～24 克，去外皮，用水泡去黏液，水煎服。

(2) **高血压**:切取长 3 厘米、宽 2 厘米的鲜芦荟叶一段,洗净,除去皮和边缘上的刺,分 3 次在口中嚼烂咽下,再喝些水。

(3) **低血压**:将适量芦荟叶洗净,切碎,放入锅中加入 2 倍水,大火烧开,再用小火慢慢煎熬至只有 1 小碗时,即可服用。每日 3 次,每次 1 小碗。

(4) **糖尿病**:鲜芦荟叶 120 克,洗净炖服。

(5) **便秘**:每次于饭后生食 1 厘米长的新鲜芦荟叶,每日 3 次。

(6) **烧烫伤**:用鲜芦荟叶捣烂绞汁,外涂患处。

(7) **甲沟炎**:将鲜芦荟叶焙软,剖开,套在患指上。

(8) **鼻炎**:用浸有芦荟汁的脱脂棉清洗鼻腔,每日 3 次;另外将芦荟汁溶于温水中,用于漱口。

(9) **咳血、吐血、尿血**:用芦荟花 6~10 克,水煎服,可加白糖适量。

(10) **白浊**:芦荟花 6~10 克,茅草根 20~30 克,水煎服。

【食疗方】

(1) **芦荟蜂蜜饮**

**用料**:芦荟嫩叶、蜂蜜适量。

**方法**:将芦荟嫩叶洗净去边刺,捣烂,用干净纱布绞取汁液,加入蜂蜜,开水冲后,待冷饮服。慢咽,效果更好。

**疗效**:用于咽喉疼痛等。

(2) **芦荟茶**

**用料**:芦荟叶适量。

**方法**:取芦荟叶洗净,晒 2~3 日至干,捣烂为末,用沸水冲泡后,闷 10 分钟,代茶频饮。

**疗效**:用于扁桃体炎和喉炎。

(3) **芦荟酒**

**用料**:鲜芦荟叶 150 克,烧酒 300 克(酒越陈效果越好),

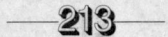

红糖少许。

**方法**:将鲜芦荟叶洗净,去刺捣烂,和红糖一起加入烧酒内,放置20天便成为美味的芦荟酒,随量频饮。

**疗效**:用于神经痛等。

(4)芦荟粥

**用料**:芦荟叶100克,糯米100克,白糖适量。

**方法**:将芦荟叶去刺,洗净,放水中煮沸后去渣,加入糯米煮成粥食用,如感味苦可加少许白糖调味。

**疗效**:用于胃肠溃疡。

(5)芦荟糖稀

**用料**:芦荟汁100克,糖稀300克。

**方法**:将鲜芦荟叶去刺,洗净,捣烂取汁,加入3倍的糖,用文火熬成芦荟糖稀,咳嗽时服用。

**疗效**:用于咳嗽频繁、体质虚弱等。

(6)芦荟拌黄瓜

**用料**:芦荟嫩叶80克,嫩黄瓜2条,大蒜2瓣,白糖、陈醋、精盐、香油各适量。

**方法**:将芦荟嫩叶洗净,去皮刺,用凉开水过一下,切丝。黄瓜切丝。蒜切末。将三者一起放入盘内,加白糖、陈醋、精盐、香油拌匀,稍腌片刻即可食用。

**疗效**:凉血消肿。

**【美容方】**

芦荟银杏膏

**用料**:芦荟汁200克,银杏仁600克,蜂蜜、鸡蛋清各少许。

**方法**:取鲜芦荟叶若干,去刺,洗净,捣烂取汁。银杏仁去核皮,捣碎,加少许蜂蜜和鸡蛋清调和成膏,晚间涂于面部,次日清晨洗掉。

**功效**:消除面部皱纹,并使面部皮肤白嫩。